人民健康·名家科普丛书

肺癌防与治

总主编　王　俊　王建六

主　编　李　运

副主编　隋锡朝　李　晓　陈克终

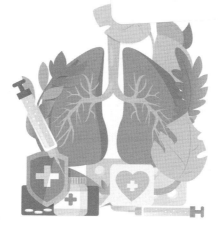

科学技术文献出版社

SCIENTIFIC AND TECHNICAL DOCUMENTATION PRESS

·北京·

图书在版编目（CIP）数据

肺癌防与治 / 李运主编. — 北京：科学技术文献出版社，2024.6

（人民健康·名家科普丛书 / 王俊，王建六总主编）

ISBN 978-7-5235-0504-5

Ⅰ. ①肺… Ⅱ. ①李… Ⅲ. ①肺癌—防治 ②肺癌—诊疗 Ⅳ. ①R734.2

中国国家版本馆CIP数据核字（2023）第138986号

肺癌防与治

策划编辑：孔荣华 王黛君 责任编辑：王黛君 宋嘉婧 责任校对：张微 责任出版：张志平

出　版　者	科学技术文献出版社
地　　　址	北京市复兴路15号　　邮编　100038
编　务　部	（010）58882938，58882087（传真）
发　行　部	（010）58882905，58882868（传真）
邮　购　部	（010）58882873
官　方　网　址	www.stdp.com.cn
发　行　者	科学技术文献出版社发行　全国各地新华书店经销
印　刷　者	北京地大彩印有限公司
版　　　次	2024年6月第1版　2024年6月第1次印刷
开　　　本	880×1230　1/32
字　　　数	63千
印　　　张	3.5
书　　　号	ISBN 978-7-5235-0504-5
定　　　价	38.80元

编 委 会

丛书序

　　"健康所系，性命相托"，铮铮誓言诠释着医者的责任与担当。北京大学人民医院，这座百年医学殿堂，秉承"仁恕博爱，聪明精微，廉洁醇良"的百年院训，赓续"人民医院为人民"的使命，敬佑生命，守护健康。

　　人民健康是社会文明进步的基础，是民族昌盛和国家富强的重要标志，也是广大人民群众的共同追求。党中央把保障人民健康放在优先发展的战略位置，注重传播健康文明生活方式，建立健全健康教育体系，提升全民健康素养。北京大学人民医院勇担"国家队"使命，以守护人民健康为己任，以患者需求为导向，充分发挥优质医疗资源的优势，实现了全员时时、处处健康宣教，以病友会、义诊、讲座多渠道送健康；进社区、进乡村、进企业、进学校、上高原，足迹遍布医联体单位、合作院区，发挥了"国家队"引领作用；打造健康科普全媒体传播平台，将高品质健康科普知识传递到千家万户，推进提升了国民健康素养。

　　在建院105周年之际，北京大学人民医院与科学技术文献出版社合作，25个重点学科、200余名资深专家通力打造医学科普丛书"人民健康·名家科普"。丛书以大数据筛查百姓常见健康问题为基准，结合北京大学人民医院优势学科及医疗特色，传递科学、精准、高水平医学科普知识，提高公众健康素养和健康文化水平。北京大学人民医院通过"互联网＋健康科普"形式，构建"北大人民"健康科普资源库和健康科普专家库，为实现全方位、全周期保障人民健康奠定并夯实基础；为实现"两个一百年"奋斗目标、实现中华民族伟大复兴贡献"人民"力量！

王俊　王建六

用群众能够听懂的语言去解释疾病和疗法是每个医生义不容辞的职责。然而并不是每个医生都具备用最普通的语言将晦涩的医学知识讲通、讲透的能力，也不是每个医生都有足够的时间和耐心去系统而全面的回应患者的疑问。正因为如此，一个高水准、接地气的疾病科普文案就显得尤其宝贵。

北京大学人民医院胸外科在肺癌诊疗方面居国内外领先水平，无论是早期肺癌的微创外科手术治疗，还是中晚期肺癌的多学科综合治疗，都有着先进的治疗理念，规范的治疗方法，以及精微的治疗技术。让每一位患者都能得到最好的治疗是我们的一贯追求。

科室的部分中青年医生在李运主任的组织下，编写的这本涉及肺癌概述、诊断、治疗和预后的科普知识手册，可以说是一个连接医生和患者的桥梁。手册中的每一个问题都来自于临床，来自于患者的困惑和疑问，而针对每一个问题的答案，都是基于严谨的医学知识，并经过深思熟虑后，运用尽可能通俗易懂的语言表述出来的。这在很大程度上弥补了实际临床工作中因医生工作忙碌而造成的医患沟通不足，以及由此带来的患者的困惑、不解，甚至误解。

科技是没有温度的，然而掌握科技的人是有温度的。将"高冷"的医学知识、理论和技术用接地气的话语解读出来是一个给科技"加温"的过程。希望这本手册能够成为全国胸外科同行与患者沟通的参考，让更多的患者能接受到明明白白的、有温度的医疗照护，在充分了解和理解的基础上积极配合治疗，最终获得预期的的治疗效果。

需要指出的是，当代医学尚有很多知识上的空白和技术上的无奈。比如，癌症的确切病因和预防措施、癌症治疗对身体带来的损伤和不良反应及其原因等。这给医生在回答患者的疑问时带来挑战。对于现代医学无法回答的问题，医生只能给出笼统的，甚至模棱两可的答案。希望群众在阅读时能够理解这其中的难处。

必须承认的是，受编者的知识水平、理解能力和表达能力的限制，手册中可能会有个别不准确，甚至不正确的内容，敬请读者不吝指出，以便我们再版时第一时间修订。患者朋友在遇到一些存疑的内容时可多方求证，以免被误导。

最后，真诚的希望本书能够给广大肺癌患者及肺癌领域的从业者带来一定的参考和帮助，希望全社会群众的疾病知识和健康理念能得到进一步提升。

让我们共同身体力行，全面助力健康中国宏伟目标的实现。

王俊

目 录

● ● ● ●

第二章

● ● ●

第三章

肺癌的治疗 ┈┈┈┈┈┈┈┈┈┈┈┈┈┈┈┈┈┈┈┈┈ **35**

● ● ●

第四章
肺癌的康复与监测 ·· **87**

第一章

肺癌的概况

Q: 什么是肺癌？

肺癌，是指发生于肺部的恶性肿瘤。肺癌是一个病理学的诊断，是由病理科医生在显微镜下观察组织切片得到的结论。体检报告上的"肺结节""肺内阴影""磨玻璃影""钙化灶""条索""病变"和"片状影"等，往往会让人闻之色变，但其实大多数是良性的，不一定是肺癌。来源于其他部位的肿瘤，转移到肺的，属于肺转移瘤 / 癌，也不是肺癌。目前肺癌在我国乃至全世界的发病率和死亡率均高居恶性肿瘤的首位，不同地区和种族人群发病率有差异。

Q: 肺癌会遗传吗？

肺癌有家族聚集现象，但并不一定会遗传给后代。父母或祖辈得了肺癌，后代并不一定会得肺癌。反之，父母和祖辈没有得肺癌，也不代表后代就一定不会得肺癌。肺癌患者体内可能有一些会增加患癌概率的遗传因素，并且传给下一代，因此有这些遗传因素的下一代发生肺癌的可能性会更大。但肺癌是由多种因素共同导致的疾病，存在这些遗传易感因素，只是其中一个条件，并非 100% 就会得肺癌。对于家族里有人得过肺癌的人群，积极的筛查是有必要的，早发现，早治疗，肺癌也并不可怕。

Q: 肺癌会传染吗？

一些肺癌患者会有这样的担心，自己的肺癌会不会传染给周围的人？如果被别人知道了病情，会不会遭到周围人的有色眼镜？比如，有夫妻先后确诊肺癌的，先得病的一方可能会自责，是不是自己传染给对方的？有带小孩的老人确诊了肺癌，就会担心孩子免疫力低，会不会传染给孩子？

其实，这样的担心大可不必。没有血缘关系的夫妻俩都患肺癌，很可能是共同的生活环境造成的。肺癌不是传染病，和流行性感冒、病毒性肝炎等传染病不同，肺癌并不存在某个致病的病毒或细菌。和肺癌患者在同一个空间里生活、工作，都不会传染。

Q: 肺癌可以预防吗？

肺癌可能的致病因素包括吸烟、吸二手烟，接触石棉、放射性物质（如氡、砷），放射因素以及环境污染等，这些因素会导致发生肺癌的概率增加。烟草燃烧会释放出大量的致癌物质，长期每日吸烟 40 支以上的人发生肺癌的概率比不吸烟者高出 4 ~ 10 倍。长期接触石棉、放射性物质的特殊职业人群发生肺癌的比例也相对较高。虽然肺癌目前尚无明确的预防手段，但是我们可以做到保持健康的生活习惯，比如拒绝吸烟和吸二手烟，避免接触有毒有害物质，锻炼身体，加强对自身的保护从而降低患肺癌的可能性。目前并没有证据证明某种食物、药物或"保健品"能起到防癌的作用。

Q: 肺癌有哪些种类？

根据肿瘤发生发展特点的不同，肺癌在病理分型上，通常分为非小细胞肺癌和小细胞肺癌两大类。非小细胞肺癌又可分为腺癌、鳞状细胞癌、腺鳞癌等。不同病理类型的肺癌具有不同的疾病特点，例如鳞癌与吸烟关系密切，男性更多见，大多位于支气管旁，由于心脏遮挡，普通 X 线检查容易漏诊；腺癌多数更靠近胸膜，比鳞癌更容易发生转移；小细胞肺癌容易发生转移，在治疗上对放疗、化疗敏感，但往往发现时已是晚期，总体生存期较短。

根据肿瘤生长部位的不同，位置靠近肺门的肺癌称为中央型肺癌，位于肺周围部分的肺癌称为周围型肺癌。二者在诊断和治疗上也有所区别。

Q: 哪些人群容易得肺癌？

肺癌的病因至今不完全明确。肺癌的高危人群包括年龄 55 ~ 74 岁，吸烟 ≥ 30 包 / 年，仍在吸烟或戒烟 <15 年；或者年龄 ≥ 50 岁，吸烟 ≥ 20 包 / 年，存在氡气暴露史、职业暴露史、恶性肿瘤病史、一级亲属肺癌家族史、慢性阻塞性肺病或肺纤维化病史其中一项危险因素的人群。其中，长期大量吸烟是肺癌的最重要危险因素，吸烟量越大、开始年龄越早、吸烟年限越长的人群患肺癌的危险性越高。因此，建议肺癌高危人群每年进行一次低剂量螺旋 CT 筛查。

Q: 吸烟一定会得肺癌吗？

吸烟不一定会得肺癌，但吸烟者发生肺癌的概率要比不吸烟者高 10 ~ 20 倍，发生其他肿瘤和其他疾病（如冠心病）的概率也会大大增加。烟草中含有大量焦油、尼古丁及其他有毒有害物质，吸入肺部后会对肺泡细胞造成损害，导致肺部组织病变，日积月累会逐渐加重这种病变最后甚至发生癌变。因此，我们建议吸烟人群应尽早戒烟，减少烟草对肺组织的损害，降低肺癌的发生率。同时提醒大家对二手烟也保持警惕，尽量避免二手烟、三手烟的吸入，保护好自己和他人。

Q: 戒烟后还会得肺癌吗？

吸烟对肺组织的损伤是不可逆转的，戒烟后发生肺癌的风险仍然高于不吸烟人群，但戒烟已被证明能显著降低肺癌的发生率，越早戒烟，得肺癌的风险越低。焦油等有害物质对肺组织的损伤到肺癌细胞的产生和生长，是一个量变累积到质变的过程，即使停止吸烟，这些有害物质仍会在一段时间内继续对肺组织产生损伤。及时止损，尽早戒烟，未为晚矣。吸过烟的肺并不是破罐子，也不能破摔。并且，多项研究表明吸烟者戒烟后各种疾病风险都有所降低。

Q: 吸"二手烟"会导致肺癌吗？

吸"二手烟"并不一定会导致肺癌，但是会增加罹患肺癌的风险。"二手烟"主要指的一般是他人吸烟后产生或呼出的烟雾气体。这其中含有各种有毒致癌物质，包括亚硝酸、4-氨基联苯、苯丙芘等，这些有害的化学物质甚至比"一手烟"中还要高。因此，在日常生活中要避免接触二手烟。吸烟后室内应勤开门窗通风，保持空气新鲜。如果不可避免地到有烟雾的空间，要尽可能戴口罩，减少和阻挡烟雾的吸入。

Q: 厨房油烟会导致肺癌吗？

如果提到引起肺癌的危险因素，很多人会想到"香烟"。因此在过去很长一段时间，肺癌通常会被认为是"男性癌症"。但是，近年来女性肺癌患者增加了30%以上，大部分女性肺癌患者从不吸烟，那为什么肺癌逐渐盯上了这些女性呢？除了环境的恶化（如雾霾）以及"二手烟"外，她们的致癌元凶还可能与另一种常见的"烟"——厨房油烟有关。在日常烹饪中，随着油温的升高会产生一系列有害物质，包括丙烯醛、油雾凝聚体等，其可以使人头晕、胸闷、脂肪代谢失常以及诱发呼吸和消化系统癌症。如果厨房通风不佳，油烟在房屋内久久无法散去，家中所有人都会处于油烟的侵害中。由于传统中式烹饪的显著特点是油放得多、煎炒用得多，因此中国厨房油烟问题尤其严重。

为了减少厨房油烟的危害，可以从以下几个方面入手：选用精制食用油，避免使用自榨食用油。改变"急火爆炒"的习惯，改为"热锅冷油"的烹饪方法。定期清理抽油烟机，保证抽油烟效果。烹饪时提前打开抽油烟机，推迟关闭抽油烟机，同时打开窗户。

Q: 肺结节都是肺癌吗？

近年来，随着胸部CT的普及，越来越多的人会发现自己的肺CT报告单上写着"肺结节""肺占位""磨玻璃"等字样。这些医学术语不免让人产生疑惑甚至焦虑，想要搞清楚这些东西会不会对身体健康造成影响。肺结节指的是在肺内 < 3 cm 的边界

清楚的异常占位，根据在 CT 上的表现又可以分为磨玻璃结节和实性结节。根据相关调查，在对吸烟者这类肺癌风险较高人群的筛查中，约有 1/4 的人被发现有肺结节，但是这其中只有不到 10% 的结节是恶性结节。此外，对于肺癌风险水平较低的一般人群，发现的肺结节为恶性的概率更低，甚至低于 1%。也就是说，偶然发现的肺结节只有很小一部分是肺癌。

Q: 肺结节都需要治疗吗？

偶然发现的肺结节是肺癌的概率很小，因此，发现肺结节后不要过度紧张，要注意携带相关影像资料到经验丰富的胸外科专科就诊。遵医嘱按规范随访定期复查胸部 CT 或进一步治疗。若在临床上怀疑是恶性的结节，也要根据结节的不同类型，采取相应的处理措施。对于怀疑是肺癌的实性结节，其生长迅速，转移风险高，需要尽早接受规范处理。而对于磨玻璃结节尤其是直径不足 8 mm 的纯磨玻璃结节，即使怀疑是肺癌，也属于懒惰的肺癌，生长缓慢，风险小，早期不转移，所以可以先观察，缓处理，选择适当的时机再行手术治疗。

Q: 什么是磨玻璃结节？

"磨玻璃"描述的是结节的密度属性，和"实性"相对应。磨玻璃结节的密度比较低，实性结节的密度比较高。之所以起名为磨玻璃，是因为其在胸部 CT 中的样子，就像磨砂玻璃一样，颜色发灰，细节模糊。当然，磨玻璃和实性并不是严格对立的，而是渐进变化的，因此也有"混合磨玻璃"的说法，就是一个病变中既有密度较低的磨玻璃成分，又有密度较高的实性成分。

Q: 体检发现磨玻璃结节，医生为什么让我吃"消炎药"？

磨玻璃结节出现的原因有很多，其中就包括肺部感染。对于一些偶然发现的散在肺磨玻璃结节，可以考虑首先采用抗感染治疗——"消炎药"。按医生指导服用抗感染药物后一定要按期复查胸部 CT，根据磨玻璃结节消长情况，决定下一步的诊疗措施。

Q: 肺炎、肺结核会导致肺癌吗？

肺癌是起源于肺部支气管黏膜或腺体的恶性肿瘤，其发生发展与吸烟、遗传、职业和环境等因素相关。而肺炎是由病毒、细菌等微生物感染或放射线、吸入性异物、有害气体等理化因素引起的肺部炎症，病程通常较短，即使有些肺炎迁延不愈成为慢性肺炎通常也不会导致肺癌的发生；肺结核是由于结核分枝杆菌感染肺部以后所引起的一种慢性传染病，主要通过呼吸道飞沫及其密切接触传播，虽然有部分肺结核患者在慢性感染过程中导致支气管上皮发生癌变，但绝大多数肺结核感染并不会引起肺癌的发生。

Q: 哪些症状提示可能得了肺癌？

首先，咳嗽是肺癌最常见的症状，一般表现为长期阵发性刺激性干咳，或咳痰后发现痰中带有血丝、痰中带血甚至咯血；其次，肿瘤的生长压迫或牵拉我们的肺部组织、神经和其他器官，可能会造成胸闷胸痛、声音嘶哑、呼吸困难等症状；再次，肺癌作为一种慢性消耗性疾病，可能会出现不明原因的发热、食欲不振、体重下降等症状；另外，如果肺癌已经转移侵犯到其他器官，那么就会出现比如肿瘤侵犯食管或纵隔淋巴结转移压迫食管导致吞咽困难、侵犯或压迫上腔静脉导致上腔静脉阻塞综合征等肺外症状。最后，还有一些症状是副瘤综合征，比如杵状指、四肢关节肥大疼痛、重症肌无力、高钙血症、男性乳房发育、类癌综合征等。

需要注意的是，吸烟是肺癌发生的重要危险因素，如果您有长期的吸烟史，出现上述症状时，一定要高度警惕；同时，并非具有以上症状就一定是肺癌，如果发现自己出现了上述症状中的一个或多个，请尽快前往专业的医院就诊。

Q: 得了肺癌一定会咳嗽、咯血吗？

简单来说，部分肺癌患者可能会有咯血的症状，但是不是所有肺癌都会出现咯血。得了肺癌出现咳嗽、咯血，一般常见于肿瘤长在靠近气管或支气管近端的患者。由于肺癌侵蚀了肺内的血管或者气道黏膜，或者肿瘤生长过快导致肿瘤坏死出血等，肺癌患者会因此出现咳嗽、咯血的表现。而那些没有侵蚀血管或者生长缓慢的肺癌，可能并不会出现这些症状。

Q: 什么情况是肺癌早期？

通常我们所说的早期肺癌指肿瘤分期比较早的肺癌。肺癌的分期需要两部分的结果综合分析完成：第一部分是手术前的检查，包括脑磁共振、PET-CT 或全身骨显像、腹部彩超等，主要检查是否已经存在扩散转移；第二部分是手术后的病理检查，包括肿瘤的大小、侵犯范围、淋巴结是否有转移等。综合这些结果可以得到肺癌的分期，一般认为Ⅰ~Ⅱ期（肿瘤直径小、没有淋巴结以及身体其他部位转移）为肺癌早期。

Q: 什么情况是肺癌晚期？

通常我们所说的晚期肺癌指肿瘤分期比较晚的患者。ⅢA 期是一个比较复杂的分期，一般称为局部晚期，不是真正意义上的晚期，但也不是早期了。一般认为ⅢB ~Ⅳ期（肿瘤直径大、侵犯范围广、纵隔淋巴结或者身体其他部位出现转移）为肺癌晚期。

Q: 体检发现肺内多发结节是肺癌扩散了吗？

肺结节绝大多数是良性的，因此体检发现肺内多发结节不必过于恐慌，很有可能大部分结节也是良性的。如果是肺内多发的实性结节，需要专业的医生来判断这些结节是否怀疑为肺癌扩散；如果是肺内多发的磨玻璃结节，目前一般认为这些磨玻璃结节都是相互独立发生的，不是肺癌的扩散转移。

Q: 哪些症状提示肺癌已经扩散转移了？

肺癌早期常无任何症状，随着疾病进展，可能出现慢性刺激性咳嗽、咯血、胸痛等不适。若肿瘤或肿大淋巴结压迫邻近的支气管、静脉或神经，则有可能出现相应的喘鸣、颈面部及上肢肿胀或声音嘶哑等症状。当肺癌发生转移时，则会引起转移部位相关的症状，肺癌最常见的转移部位为脑、骨、肝脏等。脑转移会出现头痛、呕吐、视力障碍、单侧肢体无力或感觉异常、偏瘫或共济失调等症状；骨转移会出现转移部位疼痛，如胸痛、背痛、四肢疼痛等症状，转移的癌细胞对骨质破坏严重时还会引发病理性骨折；肝转移会出现腹胀、食欲减退、右上腹部肿块、右上腹疼痛、皮肤及眼角膜黄染等症状。当肺癌发展至晚期时，部分患者还会出现极度消瘦、无力、全身疼痛、全身各器官衰竭的症状，医学上称为恶病质。

❓ 肺癌分期中的 T 是什么意思?

肺癌分期中的 T 是英文"Tumor"的缩写，代表"肿瘤"。按照 2017 年 UICC/AJCC 第 8 版肺癌 TNM 分期标准，根据肿瘤的大小及局部侵犯等情况，T 分期具体如下。

Tx：未发现原发肿瘤，或者通过痰细胞学或支气管灌洗发现癌细胞，但影像学及支气管镜无法发现。

T0：无原发肿瘤证据。

Tis：原位癌。

T1：肿瘤最大径 ≤ 3 cm，周围包绕肺组织及脏层胸膜，支气管镜见肿瘤侵及叶支气管，未侵及主支气管。

T1a(mi)：微浸润性腺癌。

T1a：肿瘤最大径 ≤ 1 cm。

T1b：肿瘤最大径 > 1 cm， ≤ 2 cm。

T1c：肿瘤最大径 > 2 cm，≤ 3 cm。

T2：肿瘤最大径 > 3 cm，≤ 5cm；侵及主支气管，但未侵及隆突；侵及脏层胸膜；有阻塞性肺炎或部分或全肺不张。符合以上任何一个条件即归为 T2。

T2a：肿瘤最大径 > 3 cm，≤ 4 cm。

T2b：肿瘤最大径 > 4 cm，≤ 5 cm。

T3：肿瘤最大径 > 5 cm，≤ 7 cm；侵及以下任何一个器官：胸壁（包括肺上沟瘤）、膈神经、心包；原发肿瘤同一肺叶出现单个或多个独立的癌结节。符合以上任何一个条件即归为 T3。

T4：肿瘤最大径 > 7 cm；无论大小，侵及以下任何一个器官：纵隔、心脏、大血管、隆突、喉返神经、主支气管、食管、椎体、膈肌；原发肿瘤同侧不同肺叶出现单个或多个独立的癌结节。

Q: 肺癌分期中的 N 是什么意思?

肺癌分期中的 N 是英文 "Node" 的缩写，代表 "淋巴结"（Lymph node）。肺癌可通过区域淋巴结发生转移。根据淋巴结的解剖部位，共分为 14 组（1 ~ 14），您在 CT 或病理报告上可能会看到关于第几组淋巴结的描述。N 分期具体如下。

Nx：区域淋巴结无法评估。

N0：无区域淋巴结转移。

N1：同侧支气管周围和（或）同侧肺门淋巴结以及肺内淋巴结有转移，包括直接侵犯而累及的。即同侧 10 ~ 14 组淋巴结转移。

N2：同侧纵隔内和（或）隆突下淋巴结转移。即同侧 2 ~ 9 组转移。

N3：对侧纵隔、对侧肺门、同侧或对侧斜角肌，或锁骨上淋巴结转移。即对侧的 2 ~ 10 组淋巴结转移。

同时，区域淋巴结转移的位置、站数和是否存在跳跃转移对于肺癌的预后和治疗也具有重要意义。准确评估 N 分期，具有至关重要的意义，尤其对于手术决策具有重要参考价值。对于胸部 CT 或 PET–CT 怀疑淋巴结转移的患者，应尽量通过活检明确是否转移。

简单来说，T、N、M 后面的数字和字母越大，代表分期越晚，病情的严重程度越高，预期生存率也越低。

Q: 肺癌分期中的 M 是什么意思？

肺癌分期中的 M 是英文"Metastasis"的缩写，代表"转移"。具体如下。

Mx：远处转移不能被判定。

M0：无远处转移。

M1：远处转移。

M1a：胸膜播散（恶性胸腔积液、心包积液或胸膜结节）；对侧肺叶出现一个或多个独立的癌结节；需要注意的是大部分肺癌患者的胸腔积液或心包积液是由肿瘤所引起的，但如果胸腔积液的多次细胞学检查未能找到癌细胞，胸腔积液又是非血性和非渗出的，临床判断该胸腔积液与肿瘤无关，这种类型的胸腔积液不影响分期，患者应归类为 M0。

M1b：远处（胸腔外）单个器官单发转移，包括累及单个远处淋巴结（非区域淋巴结）。

M1c：多个器官或者单个器官多处转移。

患者一旦发生了远处转移，即为晚期，绝大多数不再适合手术。晚期肺癌预后差，但近年来随着靶向治疗和免疫治疗的发展，一部分晚期肺癌患者也可获得长期生存。

Q: 什么叫非典型腺瘤样增生？

通常我们所说的非典型腺瘤样增生，是指一种肿瘤增生前的病变，即目前还不是肿瘤或者肺癌，但是在未来很可能会发展成为肺癌的一些早期肺结节。一般来说，非典型腺瘤样增生的 CT 表现为纯磨玻璃结节影，通过手术切除后病理诊断为非典型腺瘤样增生。这种结节被称为"癌前病变"，不属于肺癌。

Q: 什么叫原位癌？

通常我们所说的原位癌在临床诊断中并不属于肺癌范围，原位癌已经被判定为肿瘤增生前病变，属于"癌前病变"，也就是说，患有原位癌的患者可以摘掉"肺癌"的帽子了。一般来说，原位癌经手术切除后即达到治愈，所以大家不用因为原位癌里有"癌"字，就过度焦虑或者恐慌。

Q: 微浸润性腺癌和浸润性腺癌有什么区别？

微浸润性腺癌和浸润性腺癌属于肺腺癌的不同病理阶段。微浸润性腺癌指的是在显微镜下看到的肺腺癌癌细胞侵犯浸润的深度在 5 mm 以内，一般属于早期肺癌阶段。微浸润性腺癌的临床治疗方案通常是尽早进行手术干预，术后不需要辅助治疗，手术治愈率接近 100%。浸润性腺癌指的是肺腺癌癌细胞侵犯浸润的范围超过 5 mm，此时癌细胞可能会迅速增长并有远处转移的可能，相比于微浸润性腺癌的话，严重程度更高，需要积极手术治疗，甚至是辅以其他治疗手段。

Q: 肺腺癌有哪些分型？有什么意义吗？

最新版世界卫生组织（WHO）根据细胞形态、组织结构、病变大小，以及有无浸润等将肺腺癌分为浸润前病变、微浸润性腺癌和浸润性腺癌。浸润前病变又分为不典型腺瘤样增生和原位腺癌。微浸润性腺癌分为非黏液型腺癌和黏液型腺癌。浸润性腺癌根据生长方式及组织学亚型分为贴壁生长型、腺泡型、乳头型、实性型、微乳头型、浸润性黏液型、胶样腺癌、胎儿型腺癌、肠型腺癌等。

肺腺癌的分型对其治疗方式及预后有着重要的临床意义。浸润前病变是病变向肺腺癌发展的一种过渡阶段，理论上讲，其不属于肺癌范畴，手术切除的原位腺癌被证实不会复发。微浸润性腺癌与原位腺癌预后相似，非低分化的微浸润性腺癌手术切除后也被证实接近治愈。浸润性腺癌中各亚型的预后相差较大，需结合肿瘤分期判断预后情况并决定是否需进行术后辅助治疗。

Q: 什么是中心型肺癌？什么是周围型肺癌？

人的支气管结构类似于树木的枝干，层层分级，支气管经肺门入肺，分为叶支气管，叶支气管分为段支气管，段支气管反复分支为小支气管，继而再分支为细支气管，细支气管又分支为终末细支气管。中心型肺癌即起源于肺段及以上支气管黏膜上皮或腺体的肺癌，靠近肺门，以鳞癌多见，由于肿瘤常压迫支气管，患者常表现为咳嗽、痰中带血或咯血、胸闷、憋喘等。周围型肺癌即起源于段支气管以下的肺癌，以腺癌多见，其早期症状一般不明显，有明显症状时多已经进入晚期。

Q: 为什么有的肺癌会出现纵隔淋巴结肿大？

　　肺癌出现纵隔淋巴结肿大一般需要考虑肺癌出现纵隔淋巴结转移的可能。但肺癌伴随的纵隔淋巴结增大也有可能是非转移性的，这包括感染、免疫反应、良性增生等因素引起纵隔淋巴结肿大。此外肺癌以外的恶性肿瘤也可能因为纵隔淋巴结转移或直接侵犯纵隔淋巴结导致纵隔淋巴结肿大。纵隔淋巴结转移在晚期肺癌患者中非常常见，多数患者纵隔淋巴结肿大，却没有任何症状，只能在 CT 检查时发现纵隔内不同程度增大，增强 CT 有不同程度强化。淋巴结肿大严重时，压迫邻近器官，才会产生相应的症状：压迫食管，出现吞咽困难；压迫气道造成呼吸困难；压迫喉返神经，出现声音嘶哑；压迫上腔静脉，导致上肢及头部血液回流障碍形成上肢和头部的水肿。肺癌相关纵隔淋巴结肿大的良恶性鉴别有赖于肺部 CT 等检查，必要时行 PET-CT、纵隔镜活检、超声支气管镜活检等。临床上，病理检查是鉴别诊断纵隔淋巴结肿大的金标准。对于肺癌伴有纵隔淋巴结肿大的患者，可在行肺癌根治术时进行纵隔淋巴结清扫或采样，而后进行淋巴结病理检测，根据病理报告中淋巴结内是否存在肿瘤细胞判断是否发生转移。

Q: 肺癌有哪些转移方式?

（1）直接扩散：肿瘤在肺内不断增长，可阻塞支气管管腔，造成肺不张。周围型肺癌可侵透肺表面的脏层胸膜，进一步侵犯胸壁，或者肿瘤细胞在胸膜腔内脱落造成种植转移。中央型肺癌更容易直接侵犯其他器官，如气管、食管、心包和大血管等。

（2）淋巴转移：肺癌可以在肺内、支气管和肺门周围、同侧和对侧纵隔、锁骨上甚至更远的淋巴结发生转移。一般情况下，肿瘤细胞首先到达距离肿瘤最近的一组淋巴结，然后依次向其他邻近的淋巴结扩散。但凡事都有例外，部分患者存在跳跃式转移现象，即绕过途径中较近的淋巴结直接向较远的淋巴结转移。淋巴转移和肿瘤生物学特性息息相关，腺癌和小细胞肺癌较早出现淋巴转移，鳞癌相对较晚。有些肺癌患者，肿瘤直径不大但是很早就出现淋巴结转移，也就是我们俗称的"小肿瘤、大转移"的情况。

（3）血行转移：是肺癌的晚期表现，癌细胞随肺静脉回流到左心系统后，可转移到体内任何部位，常见转移部位为对侧肺、肝、脑、骨骼系统和肾上腺。

（4）气道内播散：是肺癌特有的转移方式。肺泡壁表面的肿瘤细胞发生脱落，游离于肺泡腔内，随后经支气管管道扩散到邻近的肺组织中，形成新的肿瘤灶。

Q: 为什么有些左侧的肺癌会出现声音嘶哑的症状？

喉返神经为迷走神经进入胸腔后的分支。左喉返神经在左迷走神经经过主动脉弓前方处发出，并由前向后绕主动脉弓返回至颈部，而后支配声门裂以下喉黏膜及除环甲肌外的所有喉肌，为喉肌的主要运动神经，支配声带运动。部分左侧肺癌患者肿瘤直接侵犯纵隔压迫喉返神经，或纵隔淋巴结转移导致淋巴结肿大并局部压迫喉返神经。喉返神经受侵犯、牵拉或压迫时，便引起声带麻痹、声音嘶哑。而右喉返神经于右锁骨下动脉第一段的前方离开右迷走神经，绕至其后而向上走行，穿行路径较短，故不易受累。

Q: 什么叫副瘤综合征？有哪些常见的副瘤综合征？

副瘤综合征，由于肿瘤的产物（包括异位激素产生）或异常免疫反应（包括交叉免疫、自身免疫和免疫复合物沉着等）或其他不明原因，可引起内分泌、神经、消化、造血、骨关节、肾脏及皮肤等系统发生病变，出现相应的临床表现。少数肺癌病例，由于肿瘤产生内分泌物质，临床上呈现非转移性的全身症状，如骨关节病综合征（杵状指、骨关节痛、骨膜增生等）、Cushing综合征、重症肌无力、男性乳腺增生、多发性肌肉神经痛等。这些症状在切除肿瘤后可能消失。

Q: 什么叫气腔内播散？

2015 年世界卫生组织肺癌组织学分型正式将肺癌的气腔内

播散作为一个新的肿瘤侵犯特征。具体定义为肺癌的肿瘤细胞经肺泡腔隙播散至原发瘤灶主体边缘之外的肺实质中（肺泡腔中），包含 3 种形态学特点：单细胞、微乳头结构、实性癌巢或瘤岛。众多研究提示，气腔内播散的存在常提示预后不佳。

Q: 什么叫作脏层胸膜侵犯？

人体胸膜一般分脏层胸膜与壁层胸膜两层结构。肺癌的脏层胸膜侵犯是指癌细胞从肺内病灶侵犯至脏层胸膜上，根据侵犯的具体层次将脏层胸膜侵犯的程度分为 4 级，具体包括：PL0 即浅表侵入脏层胸膜弹力层；PL1 即越过弹力层，但未侵入间皮层；PL2 即侵犯脏层胸膜；PL3 是指侵犯壁层胸膜。脏层胸膜侵犯将会影响到肺癌最后的诊断分期。

Q: 什么叫作脉管内癌栓？

脉管内癌栓是指切除的肿瘤标本中的血管或淋巴管内存在肿瘤形成的栓子，提示肿瘤已经存在向血管或淋巴管浸润的现象，并且提示存在发生远处转移的可能。但是，仅仅依靠局部发现的脉管内癌栓并不能确诊是否发生转移。目前，脉管内癌栓仅作为高危因素之一，辅助临床医生进行治疗决策。

Q: 什么是皮下气肿？需要治疗吗？

皮下气肿，亦被称为组织气肿，是指因空气或气体积存于皮下组织而形成的气肿。由于人体内的空气一般来自于胸腔，所以皮下气肿通常在胸腔附近的部位出现，如胸部、颈部或面部。这些空气通常沿着筋膜进入到皮下组织。临床上，皮下气肿在按压时会发出轻微噼啪声，称为皮下捻发音，触摸的感觉称为握雪感。常见的症状包括颈部肿胀、胸部疼痛、喉咙痛、吞咽困难、喘鸣及呼吸困难等。皮下气肿在大部分情况下都是良性而不需要处理的，仅有小部分的皮下气肿可能会对患者造成严重的不适甚至妨碍正常呼吸，在这种情况下，需要去医院进行积极的处理治疗。

第二章

肺癌的检查与诊断

Q: 常见的肺部肿瘤标志物有哪些?

肿瘤标志物是肿瘤细胞合成和释放的生物性物质，或机体对肿瘤组织反应而产生的物质。肺部肿瘤标志物有助于肺癌的筛查、辅助诊断、疗效检测及预后判断。

常见的有如下 6 项：①癌胚抗原（CEA）：广谱性肿瘤标志物，可反映多种肿瘤的存在，升高主要见于中晚期肺腺癌患者；②神经元特异性烯醇化酶（NSE）：神经元和神经内分泌细胞所特有的一种酸性蛋白酶，在小细胞肺癌中的敏感性为 40% ~ 70%，特异性为 65% ~ 80%；③细胞角蛋白 19（片段 CYFRA21-1）：是非小细胞肺癌的首选标志物，对肺鳞癌诊断的敏感性可达 60%，特异性可达 90%；④糖类抗原 125（CA125）：在肺癌中的阳性率约 40%，敏感性和特异性均不高；⑤鳞状上皮细胞癌抗原（SCC）：肺鳞状细胞癌患者血清中的阳性率为 39% ~ 78%；⑥胃泌素释放肽前体（pro-GRP）：对于小细胞肺癌的敏感性和特异性均较高。可对上述几项指标进行单项或多项检测，联合检测效果最佳。

不过，由于上述标志物会受到炎症、溶血等多种因素的影响，一些良性疾病也会导致肿瘤标志物升高，例如肠息肉会导致 CEA 升高，良性前列腺增生会导致 PSA 升高，且报告单上的参考值是对大多数健康人而言的，因此，单纯标志物的异常并不能诊断肿瘤。肿瘤标志物升高是在提醒我们进一步检查，但也不必因为某一项标志物稍高就贸然下癌症的结论。

Q: 肺部肿瘤标志物升高是得肺癌了吗?

简单来说，肿瘤标志物就是肿瘤生成或人体对肿瘤起反应产生的一种能反映肿瘤情况的物质。我们通过静脉抽血就可以检测这类指标。目前还没有任何一项肺部肿瘤标志物可以准确、灵敏地反映出人体是否患有肺癌。首先，这些指标在肺癌的早期阶段往往不会升高；其次，许多良性疾病也有可能会导致肺部肿瘤标志物的升高；再次，有一些肺部肿瘤标志物升高不一定是肺癌引起，可能是身体其他部位的肿瘤导致。所以，肺部肿瘤标志物升高在绝大多数情况下并不意味着就得了肺癌。原则上，如果您没有任何症状，仅仅是体检发现肺部肿瘤标志物升高并且幅度不超过正常值上限 2 倍，我们建议间隔一段时间复查即可。若升高幅度较大或者持续升高，我们建议您前往胸外科门诊就诊，必要时完善胸部 CT 以明确或排除肺癌的可能。

Q: 怎样才能早期发现肺癌?

肺癌的早期发现、早期治疗可实现较好的预后，甚至达到治愈的目的。因此如您已有刺激性咳嗽、咯血、胸痛等不适，应引起重视，建议您尽早前往胸外科或呼吸内科就诊，排除肺癌可能。对于肺癌的高危人群，即使无症状也建议您每年行一次低剂量螺旋 CT 筛查。肺癌高危人群是指：①年龄在 55 ~ 74 岁，吸烟 ≥ 30 包 / 年，仍在吸烟或者戒烟 < 15 年；②年龄 ≥ 50 岁，吸烟 ≥ 20 包 / 年，有以下危险因素者：氡气暴露史，职业暴露

史，恶性肿瘤病史，一级亲属肺癌家族史，慢性阻塞性肺气肿或肺纤维化病史。对于胸部 X 线或低剂量螺旋 CT 发现的可疑恶性结节，可规律随访观察结节变化，或行胸部增强 CT 或 PET-CT 以尽可能明确良恶性。必要时，医生还可能建议您行超声支气管镜检查或 CT 引导下穿刺等有创手段获取组织行病理学检查，以明确病变性质。

Q: 1 年做多少次低剂量螺旋 CT 是安全的？

实际上，生活在地球上的人类每时每刻都接受大自然的辐射，我们可以称之为天然辐射，主要包括宇宙射线和自然界中的射线，比如，水、食物和空气等这些物质均含有少量放射性元素，全世界人均天然辐射剂量约为 2.4 mSv/ 年。而 1 次低剂量螺旋 CT 扫描的辐射剂量约为 1 mSv，可见诊断用射线其实是十分安全的，您大可不必有心理负担。当然，虽然低剂量螺旋 CT 辐射剂量很小，但是也不建议因为焦虑等因素而自行增加检查频率，医生会结合您结节的风险等级及自身经验给出科学、合理、安全的随诊计划。

Q: 怀疑肺癌，做胸部 CT 好还是磁共振好？

若低剂量螺旋 CT 怀疑肺癌，可复查胸部高分辨率 CT、胸部增强 CT 或 PET-CT 以进一步明确病变性质。对于单纯肺实质内结节，判定结节性质，胸部 CT 足够了；如果肿瘤位于肺尖部，可能侵犯神经、大血管，建议加做胸部磁共振，因为对于血管、神经的显示，磁共振更清晰。

Q: 如何检查肺癌是否扩散转移?

肺癌有时要进行腹部彩超或腹部 CT 检查,观察肝脏、肾上腺等部位是否存在转移病灶,同时进行全身骨显像来判断是否存在骨转移,以及进行脑磁共振增强检查,判断头部是否有转移病灶。PET-CT 可直接进行全身扫描,并通过病灶对葡萄糖摄取增高程度来判断病灶性质。对于身体浅表的淋巴结,彩超检查也能够判断是否有转移情况。

Q: 得了肺癌都要做支气管镜检查吗?

出现了肺癌,并不是一定要做支气管镜的检查。对于大多数的早期肺癌,尤其是磨玻璃结节,通过胸部 CT 检查就可以确诊,如果不存在淋巴结转移及远处转移,可直接行手术治疗。但是对于一些靠近主气道的肿物或存在肿大淋巴结不除外肺癌转移时,为明确病灶性质、分期及病理类型,为后续制订治疗方案提供依据,则需进行支气管镜检查,同时可行灌洗、肿物刷检、病灶穿刺活检、淋巴结穿刺活检等明确病变性质及分期。

Q: 什么样的肺癌需要做穿刺活检?

肺癌患者做穿刺活检可以明确肺癌的病理学分型,给治疗带来积极的帮助,但不是所有的肺癌都需要做穿刺活检。目前常用的穿刺活检包括两种:靠近肺外周的肺癌或者怀疑肺癌转移的浅表淋巴结可考虑经皮穿刺;靠近气管支气管的肺癌或者气道周围存在怀疑肺癌转移的纵隔淋巴结可考虑经气管镜穿刺。穿刺活检常用于以下几种情况：①治疗开始前必须明确病理诊断；②治疗开始前为了明确病理分期；③获取组织做肺癌的分子检测；④经过治疗后评估治疗效果。是否需要做穿刺活检，需要专科医生进行个体化评估。

Q: 怎样才能确诊肺癌？

确诊肺癌的金标准，是通过各种检查手段取到肿瘤组织进行病理检查。病理标本可以通过在患者的痰中寻找癌细胞，或在支气管镜下取活组织，或者经过胸壁穿刺取活组织，甚至需要胸腔镜手术获取肺组织进行病理检查。有胸腔积液的患者可以抽取胸腔积液，通过胸腔积液涂片寻找癌细胞确诊。

Q: 肺癌手术前为什么需要查肺功能？

肺癌手术前的肺功能检查主要目的是评估患者的肺功能状态，协助评估手术安全性，判断患者身体条件是否允许手术。通过肺功能检查可获取患者的肺功能指标，它能让医生了解患者基础的肺功能，并进一步评估是否能够耐受肺切除术及术前设计肺切除范围。肺癌手术前关注的肺功能指标主要包括肺活量、最大通气量、一秒用力呼气量、一秒率、一氧化碳弥散率等，它们反映了肺的通气、换气及弥散功能。肺功能指标不好提示患者对肺切除手术的耐受性更差、受到的限制更多。手术医生需要考虑肺切除术后患者剩余肺是否能保证其生理需求。

Q: 什么是肺癌的基因检测?

肿瘤细胞恶性转化及恶性肿瘤的出现,根源在于肿瘤细胞的基因发生了改变。基因检测通过提取 DNA 检测恶性肿瘤细胞的基因变异,根据这些基因改变,可以选择"精准打击"的靶向药物。肺癌基因检测的标本包括手术切除标本、组织活检样本、细胞学样本、血液样本等。如果已经获得了组织标本,建议使用组织标本进行基因检测。

Q: 哪些肺癌患者需要做基因检测?

基因检测主要应用于非小细胞肺癌,尤其是肺腺癌。目前我国肺癌专家指南推荐肺癌基因检测用于如下患者人群:对于可手术切除,术后病理结果提示为中期的肺癌患者进行 *EGFR* 突变检测指导辅助靶向治疗;对于不可手术切除,尤其是晚期肺癌患者,进行 *EGFR* 突变、*ALK* 融合、*ROS1* 及 *RET* 融合检测。此外,某些靶向药耐药后,建议再次活检进行基因检测以明确耐药原因,指导后续用药。

Q: 肺癌手术中需要做快速冰冻病理吗?

首先我们要知道冰冻病理不能替代最终的石蜡病理。

术中快速冰冻病理是将手术中切除的组织进行冰冻、切片、染色、封片等处理后再由病理医生在显微镜观察下做出病理诊断,整个过程一般在 30 分钟左右,能够及时快速地反馈送检组织的病理情况,指导手术医生决定手术方案和决策。但冰冻病理由于时间紧迫、送检样本局限性以及新鲜样本中水分对细胞形态的影响，导致其准确性不如术后石蜡病理检查，因此不可替代术后石蜡病理检查。

需要冰冻病理帮助术中决策的大致包括以下 4 种情况：①周围型实性小结节，需要先行楔形切除，根据冰冻病理是否为恶性，来决定是否行肺叶切除；②计划行楔形切除或肺段切除的，术中行淋巴结取样冰冻病理，根据是否有淋巴结转移，来决定是否行肺叶切除；③中央型肺癌，可疑支气管受侵，需送支气管切缘，决定是否扩大切除，避免肿瘤残留；④胸膜结节可疑转移的，需送冰冻病理，决定是否继续行肺切除术。

如果术前已经通过活检明确诊断了肺癌，则大多数不需要冰冻病理。对于较小的磨玻璃结节，因浸润癌的比例非常低，也几乎不会发生转移，绝大多数通过亚肺叶切除可以达到很好的治疗效果，因此几乎不需要通过冰冻病理来指导手术决策。另外，因为浸润成分的大小对于判断病理分期至关重要，所以，小磨玻璃结节大多数术中无须送冰冻病理，应保留完整肿瘤组织，以帮助石蜡病理准确诊断。

Q: 肺癌病理检查为什么要做免疫组化？

病理科医生诊断肿瘤就像在通过照片进行人脸识别，没有免疫组化染色的组织就像是一张脸的轮廓，很难识别他是谁，而免疫组化就像是在丰富他的五官。有的人眼睛很有特点，只通过眼睛就能识别出来，而有的人长得比较大众，需要全部的五官，甚至需要加上发型、痣和皱纹才能识别出来。

免疫组化，即免疫组织化学染色，利用抗原与抗体特异性结合的原理，通过特殊的染色剂对组织进行染色，从而对组织细胞内的抗原进行定位、定性及相对定量。免疫组化可以帮助确定肿瘤的良恶性、肿瘤类型、肿瘤来源，以及指导临床治疗。

不同类型的肿瘤细胞表面有相对特殊的蛋白。例如 TTF-1 和 Napsin A 组合常用于诊断肺腺癌。p63/p40 和 CK5/6 等在绝大多数鳞癌中表达，可作为鳞癌的诊断依据。CgA、Syn 和 CD56 则是神经内分泌肿瘤的常用组合。弹力纤维染色有助于判断肿瘤是否侵犯胸膜。

如果一名患者，得过乳腺癌，肺上又长了肿瘤，那如何判断是肺原发还是乳腺转移来的呢？CK7、TTF-1 和 Napsin A 是肺腺癌特异的标志物，而 GATA-3 是乳腺癌的特异性标志物，ER、PR、HER2 的表达情况也有助于乳腺癌和卵巢浆液性腺癌的诊断。

间变性淋巴瘤激酶（ALK）阳性可以指导 ALK-TKI 靶向治疗。细胞程序性死亡 - 配体 1（PD-L1）高表达也提示免疫检查点抑制剂治疗可能有效。

Q: EBUS-TBNA 是什么检查？哪些肺癌需要做这个检查？

EBUS-TBNA 指的是支气管内超声引导经支气管针吸活检术，这是一项诊断性的手术。该手术是在超声内镜的引导下，对纵隔或者肺门的病变，尤其是淋巴结进行穿刺活检，从而明确其组织病理学的类型。其通常适用于术前影像学怀疑有纵隔淋巴结转移的恶性肿瘤以及大气道周围占位性病变的患者，是一种较为准确的肿瘤诊断和分期手段。

Q: 肺癌病理报告里，淋巴结的数字分组是什么意思？

肺癌病理报告里，淋巴结的数字分组指的是不同引流区域的淋巴结分组。在临床上肺癌淋巴结转移分组一共是分为 14 组，共 5 个区域：第 1 区域主要是 1 组，其主要为锁骨上区淋巴结；第 2 区域包括了 2 ~ 4 组，分别为右上气管旁的淋巴结、左上气管旁的淋巴结、血管前的淋巴结、气管后的淋巴结、右下气管旁的淋巴结、左下气管旁的淋巴结；第 3 区域为 5 ~ 6 组：主动脉弓下的淋巴结、主动脉旁的淋巴结；第 4 区域为 7 ~ 9 组：气管隆嵴下的淋巴结、食管旁的淋巴结、肺韧带淋巴结；第 5 区域为 10 ~ 14 组：肺门淋巴结、肺叶间淋巴结、肺叶内淋巴结、肺段淋巴结、肺亚段淋巴结。肺癌淋巴结是依据淋巴结转移的具体部位进行分组的：对于同侧支气管周围淋巴结、同侧肺门淋巴结以及肿瘤直接侵及的肺内淋巴结属于 N1，而对于转移到同侧纵隔及隆嵴下的淋巴结属于 N2，对于转移到对侧纵隔、对侧肺门、同侧或者对侧前斜角肌或者锁骨上的淋巴结属于 N3。肺癌患者的分期与肿瘤大小、淋巴结转移及有无远处转移有关。

Q: 可以用哪些标本做肺癌的基因检测？

一般临床常用 4 类标本作为肺癌基因检测的材料：第 1 类是手术切除标本。此类标本取材完整，是分子检测的金标准。第 2

类是组织活检样本。此类样本往往取材于支气管镜活检、CT引导下组织穿刺、淋巴结活检等。此类标本用于基因检测获得的结果可靠，在无法获取手术样本时是一种替代手段。第3类是细胞学样本。包含胸腔积液、腹腔积液、支气管刷检、痰液等含恶性肿瘤细胞的液体。获取标本的方法微创、安全。但是此种标本往往量少，在基因检测前需要评估样本中的肿瘤细胞含量。肿瘤细胞含量少的或者肿瘤细胞有退变坏死的标本基因检测效果不佳。第4类是血液样本。血液样本具有无创、易采集等优点，但是存在一定的假阴性率。前3种标本包括两种类型：第1种是新鲜组织样本，获取时间较短，采用福尔马林或RNA稳定保存液固定；第2种是石蜡组织标本，包括蜡块、切片、蜡卷等。在临床诊疗中，每个患者可以选择的标本不一样。因此，需与医生充分沟通，选择合适的检测标本。

▶▶▶ 第三章

肺癌的治疗

Q: 肺癌能治愈吗?

肺癌可以治愈,但是否能达到治愈效果取决于肺癌分期、治疗手段及患者自身素质等多种因素。肺癌治愈标准包括局部的肿瘤得到根治性的切除且没有远处转移,即局部和全身都达到肿瘤完全消除。随着肺癌进展,肺癌治愈概率明显下降。早期肺癌的治愈率能够达到 90% 以上,中期肺癌的治愈率能够达到 50% 左右,晚期肺癌治愈率更低。对于早期肺癌患者,根治性手术切除是实现肺癌治愈的最优方式。中晚期肺癌往往需要手术、放疗、化疗、靶向治疗、免疫治疗等多学科治疗来尽可能延长生命。

Q: 肺癌有哪些治疗方法?

目前肺癌的治疗方法主要有手术、放疗、化疗、靶向治疗、免疫治疗、射频消融、放射性粒子植入治疗、中医治疗等。手术是最主要的治疗方法,以手术为中心,术前新辅助治疗和术后辅助治疗几乎囊括了其余所有治疗方法。其中放疗、化疗、靶向治疗和免疫治疗这些治疗方法,都需要从病理检查、基因检测或免疫组化结果为依据。

Q: 肺癌都必须做手术吗?

手术确实是目前根治肺癌最有效的手段,但是手术都是有风险的,也不是所有肺癌患者都能通过手术获益。极早期的肺癌,在密切随访、病情稳定的前提下,可能较长时间内肿瘤都不会有进展，可以选择暂缓手术、继续观察；在随访过程中，如果病情出现进展，再及时做手术。早中期的肺癌，建议及时手术，明确病理诊断及确切分期，有利于肺癌的综合诊断与规范治疗。对于晚期的肺癌或者身体条件不允许手术的患者，可以考虑选择手术之外的其他治疗方法，也能够起到治疗疾病、改善生活质量和延长生命的作用。

Q: 胸腔镜微创手术能切干净肺癌吗？

"切干净"有两层意思：第一是指完整、彻底的切除，胸腔镜微创手术发展至今，已经被大量的数据和事实证明，其手术切除的效果与传统开胸手术是一样的，不会降低肺癌的治疗效果。同时胸腔镜微创手术还具有更清晰的视野、更多变的视角等优势，有利于手术操作；并且由于伤口小，所以患者痛苦小、恢复快、伤口美观。第二是指"治愈"，肺癌能否通过手术治愈，与肺癌的严重程度有关，也就是肺癌的分期。早期的肺癌治愈率高，随着分期往后，治愈可能性越来越低，其与是否行胸腔镜微创手术无关。

Q: 做手术会加快肺癌的扩散吗？

不会。恰恰相反，规范的手术治疗能够有效地控制病情进展，阻断肺癌的扩散途径。当然，只有规范的手术切除范围和手术操作才能确保手术效果。很多人听说身边的熟人做完手术很快就转移扩散，其实并不是因为手术导致的，很可能是手术时的病情就已经到了容易出现转移扩散的阶段。

Q: 肺癌做完手术还会复发吗?

一般来说，早期肺癌手术之后出现复发的概率很小，治愈率较高，并且不需要进行后续其他治疗；但如果是分期较晚的肺癌，手术后会出现复发的可能性较大，分期越晚，复发率越高。另外，根治性切除术后的复发率相对较低，而姑息切除术后的复发率相对较高；如果肿瘤侵犯到周围重要脏器、血管、大气道、胸壁等而无法彻底切除病变的时候，手术后复发率会相应增加。

Q: 为什么有些肺癌不能做胸腔镜微创手术?

胸腔镜微创手术，是肺癌的首选手术方式。但部分患者并不适合于做胸腔镜微创手术，比如身体条件较差、不能接受手术的患者；另外还有部分肺癌侵犯范围比较大或者侵犯的脏器比较复杂，可能就不能顺利进行胸腔镜微创手术；还有晚期肺癌，手术已经不是首选的治疗方式，那么这类肺癌也是不能接受胸腔镜微创手术的。

Q: 肺癌手术的切除范围有多大?

肺癌手术的切除原则是彻底切除原发灶及胸腔内有可能转移的淋巴结，且尽量保留正常肺组织。肺癌切除范围由病变部位和大小决定，比较常见的肺癌手术方式主要有以下几种。

（1）肺叶切除术：指的是完整摘除一个肺叶或者多个肺叶，同时进行纵隔淋巴结的系统清扫。

（2）亚肺叶切除术：指切除范围小于一个肺叶，具体包括肺楔形切除和肺段切除，同时进行纵隔淋巴结的清扫或者采样。主要用于早期肺癌患者或无法耐受肺叶切除的患者。

Q: 肺癌手术为什么要清扫淋巴结？

淋巴结转移、血行转移和直接扩散是恶性肿瘤最常见的三大转移方式，肺癌最常见的转移方式是淋巴结转移。淋巴转移是指肿瘤细胞按淋巴回流方向而形成的逐级转移过程。一方面，为了获得最理想的肿瘤局部控制效果，减少术后复发和转移的可能性，肺癌患者除了需要切除肺部的病变，还要进行规范的、系统的纵隔淋巴结清扫。另一方面，通过对切除的病变以及系统性清扫的淋巴结进行手术后的病理检查，可以判断淋巴结有无转移，对患者进行准确的分期，指导手术以后的治疗方案。

Q: 什么样的肺癌可以不用清扫淋巴结？

肺癌的手术方式有很多种，一般认为肺叶切除加系统性淋巴结清扫是肺癌根治切除的标准术式。但是近几年研究发现，以磨玻璃为主要表现的早期肺癌出现淋巴结转移的风险极低。而由于任何手术本身都存在一定的风险，系统的淋巴结清扫同样会增加其他器官损伤的概率，特别是乳糜胸等，这会引起术后胸腔引流量增加等情况，不利于术后恢复。因此对于以磨玻璃为主要表现的早期肺癌可以用淋巴结采样代替淋巴结清扫，在减少并发症的同时达到同样有效的治疗目的。

Q: 肺癌手术后会有引流管吗？

在做完肺癌手术后是需要放置胸腔引流管的。一方面是为了保证正常呼吸，使胸腔内部呈负压状态。手术中因为胸壁被切开从而使得胸腔内压与外界大气压相同，放置引流管是为了尽快恢复手术前胸腔内的负压状态，减少大气压对呼吸以及循环的影响。另一方面，手术后创面会出现渗血和渗液，部分肺的创面在完全愈合前会漏出一部分气体。放置引流管后可以保证这些渗出物和气体被充分排除，促进创面愈合、肺复张，以达到消灭胸腔内的空隙，避免手术后胸腔感染，加快术后恢复的目的。同时通过观察引流管内引流液的性状、总量、波动情况等，可以更加准确地判断术后是否存在出血、乳糜胸等并发症。如果出现，医生可以做到及时处理，不影响术后恢复。

Q: 肺癌手术后如何快速康复？

肺癌手术治疗以后，为了早日恢复到正常生活状态，应该及早进行康复锻炼，锻炼的内容包括以下几方面。

（1）加强营养：为了保证手术以后伤口的愈合，增强人体的免疫力，可以适当多吃富含优质蛋白的食物（比如瘦肉、鸡蛋、鱼虾等）以及蔬菜、水果，补充人体所需要的必需氨基酸、维生素以及微量元素，促进早日恢复。

（2）四肢锻炼：在医生指导下尽早下床活动，进行四肢的锻炼，保持血流的通畅，预防静脉血栓的发生，降低肺栓塞风险。

（3）咳嗽锻炼：尽早锻炼咳嗽能力，鼓励术后多咳嗽，这样一方面可以促进气道痰液和肺内渗出物的排出，保证呼吸道的通畅，避免肺部感染；另一方面可以通过有效的咳嗽帮助肺组织更好的膨胀，恢复肺功能。气球需要不断用力吹才能吹大，肺组织就像气球，术后需要通过咳嗽的动作使其膨胀得更快更好。

（4）呼吸功能锻炼：在医生的指导下尽早进行肺功能的锻炼，比如练习深呼吸或者使用呼吸功能锻炼器，这样可以促进剩余肺的复张，缓解手术后因为切除部分肺组织导致的呼吸困难。

Q: 肺癌手术后伤口需要换药拆线吗？

通常情况下，肺癌手术后的伤口需要换药和拆线。换药的目的是为了观察切口的愈合情况，如果伤口出现感染或者裂开，在换药时可以早期发现，及时处理。一般每隔 2 ~ 3 天换 1 次药，直至拆线。缝针的目的在于减少伤口愈合过程中的张力，促进伤口愈合。但缝线作为异物，难以被组织吸收，在伤口完全愈合后应该及时拆除。当然近年来出现了一些可吸收缝线以及皮内缝合的方式，使伤口更加美观，也减少了拆线的需求，但为了保证伤口的清洁干燥，术后换药仍是必不可少的。

一般在肺癌手术后 10 ~ 12 天，如果没有伤口感染，就可以顺利拆线。但是对于高龄、肥胖、血糖控制不佳、营养状况不好的患者，手术后拆线会根据患者的具体情况进行延长。在拆除缝线后，可以用无菌的纱布包扎 2 ~ 3 天，以免外界不良刺激导致伤口局部磨损，诱发瘙痒或者疼痛的出现。

Q: 肺癌手术有哪些常见的并发症？

肺癌术后常见的并发症包括以下几大类。

（1）呼吸系统并发症：如痰液潴留、肺不张、肺部感染、呼吸功能不全等。通常是因为手术后伤口疼痛刺激，导致患者不能进行有效咳嗽，痰液不能及时排除而造成的。

（2）心血管系统并发症：心脏是胸腔内的重要结构，无论哪一侧的肺癌手术，都不可避免地会对心脏产生一定的干扰。因此接受手术的患者，特别是年龄较大或体质较差或有基础疾病的患者（如冠心病等），可能会出现心律失常（如期前收缩和房颤等）及手术后低血压等问题。

（3）伤口相关的并发症：如伤口愈合不良、伤口感染等，这大多和患者的营养状态相关。

（4）其他并发症：这一类并发症一般术后发生概率比较低，但危害性相对较高，诸如血胸、脓胸、乳糜胸、支气管胸膜瘘、心脑血管意外等。其中手术后血胸是一种后果严重的并发症，须紧急救治，必要时应及时再次探查止血。而心脑血管意外则是各类手术中均可能发生的一种并发症，这与麻醉及围手术期机体的应激过程相关，应激状态下身体的循环等各项功能会受到影响，从而诱发心脑血管意外。

Q: 肺癌手术对肺功能有多大的影响？

肺癌手术对肺功能的影响应该根据患者术前的肺功能状态、手术类型等因素来确定。

一般情况下，能够接受手术的患者都会在术前进行肺功能评估，评估合格后再进行手术。所以通常情况下术前肺功能正常的患者，术后对肺功能影响不大，但术前肺功能受损的患者术后则也会出现肺功能不足的表现。

肺组织作为人体呼吸的器官，在切除后并不能够再生，因此无论切除范围多少，一旦损失则无法替代。切除范围越大，短期内损失的肺功能越多。所以进行肺叶切除的患者在术后短时间内往往会有气短、气促等表现。但人体的构造又十分精细复杂，正常人共有 5 个肺叶在维持正常功能，好比 5 个气球，但实际上每一个气球都没有吹到最大的状态。换句话讲，在接受手术后，可能会损失掉气球的某一部分甚至整个球，造成短时间内的肺功能损失，但随着时间的推移，只要进行合理的呼吸功能锻炼，剩余的气球就可以吹得更大，从而达到代偿的效果，使肺功能得到有效的恢复。

从另一个角度讲，对于一些较大的肿瘤，本身因为体积大而占据了正常肺组织的空间，阻碍了肺的正常工作，那么手术切除后非但不会降低肺功能，甚至有可能使得肺功能有所改善。

总之，一般情况下，肺癌术后肺功能会出现短暂的下降，但是经过一段时间的术后恢复肺功能可以恢复到正常水平。

Q: 肺癌手术后反复咳嗽怎么办？

肺癌手术后出现咳嗽是很常见的，大多为刺激性干咳，具体原因尚不明确，可能与术后肺部解剖结构改变导致的支气管牵拉刺激有关。术后解剖结构的改变就像长期有异物刺激气道一样，会造成气道高反应，导致机体产生保护性机制——咳嗽。轻微咳嗽往往不需要特别关注，如果咳嗽较为明显，可以对症口服止咳化痰类药物。当然，具体药物可咨询专科医生，如呼吸科或者胸外科医生。同时，术后患者在饮食及生活习惯上也要合理，尽量多休息，避免接触刺激性气体，减少刺激性食物的摄入。肺癌术后咳嗽一般都可以慢慢恢复。

Q: 肺癌手术后伤口不愈合怎么办？

肺癌术后经过规范护理一般不会出现伤口不愈合的情况。但是仍有个别患者由于种种原因会出现伤口愈合不良甚至感染。一旦出现，首先我们要仔细检查伤口，判断是什么原因导致的伤口不愈合，从而采取相应的办法来解决。通常有以下几种情况。

（1）部分患者较为敏感，伤口内异物或者是线头会引起机体自身的排异反应，需要立即处理掉这些异物，如小心取出线头并用碘伏消毒。

（2）如果是伤口出现红肿热痛等现象极有可能是感染，这个时候应该勤换药，并在医生指导下使用一些药物控制。

（3）还有一些患者合并有糖尿病，这类患者伤口愈合能力比较差，应在控制好血糖水平的基础上适当延长拆线时间。

（4）一些患者术后营养较差，应注意加强营养，多食用优质蛋白类食物。

（5）还有一些患者体型肥胖，手术后恢复过程中切口周围的脂肪组织坏死，伤口会流出"油"状物，专业上称为脂肪液化。这部分患者则需要对伤口内液化的脂肪进行充分引流，勤换药，一段时间后伤口自然可以愈合。

总之，当术后出现伤口愈合不良时，应积极寻找原因，对症处理。

Q: 肺癌手术后伤口疼痛怎么办?

肺癌术后伤口疼痛属于正常现象。由于胸部伤口与肋间神经相邻，在手术伤口未完全愈合时，伤口往往会有一定程度的疼痛，随着伤口的愈合疼痛一般会逐渐缓解。若是疼痛轻微，则不需要特殊处理，在手术伤口完全愈合后便可自行缓解。若是疼痛明显，可口服非甾体抗炎药，中度以上疼痛可通过肌肉注射、静脉输注药物，较难忍受的疼痛也可以选择持续静脉给药予以缓解。另外我们建议您在术后要保持伤口的清洁干燥，需要定期对伤口进行消毒、换药，以免伤口感染导致疼痛加剧。

Q: 肺癌手术后有胸腔积液怎么办?

肺癌术后一般会常规在胸腔内放置一根胸腔引流管，引流术区的渗液及胸腔内气体，让肺更好地复张。根据术后康复情况，在符合拔管标准后拔除引流管。在拔除引流管后，胸腔内仍可能存在少量的胸腔积液，依靠人体的壁层胸膜自行吸收，不需特殊处理。一般来说，这些少量的胸腔积液会在术后 1 个月内逐渐被吸收。如果拔管后胸腔积液持续增多，患者有胸闷、憋气、发热等症状，则需要及时就医，进行相应的检查，以排除胸腔感染、乳糜胸等情况引起的胸腔积液，必要时再次穿刺引流。

Q: 肺癌都需要做化疗吗？

不是所有的肺癌都需要做化疗。根据国内外指南，对于 Ⅱ～Ⅲ 期（第 8 版 TNM 分期）的肺癌患者，术后建议做辅助化疗。如果您是 Ⅰ A 期肺癌患者，一般不需要接受术后辅助化疗。如果您是 ⅠB 期肺癌患者，目前对于是否进行术后化疗仍有争议，一般会结合如下复发高危因素综合考虑：①低分化癌；②血管侵犯；③楔形切除者；④肿瘤＞4cm；⑤脏层胸膜受侵；⑥纵隔淋巴结分期不明。建议 ⅠB 期患者经专科医生评估后综合决定是否化疗。而对于晚期肺癌，需要根据患者具体病情决定是否需要做化疗。近年来，有些患者可能会需要先做化疗再做手术，这种情况被称为新辅助化疗。是否需要做这种化疗，需要专业的医生来判断。

Q: 肺癌术后多久可以开始化疗？

肺癌术后的化疗开始时间一般在术后的 4～6 周，也需要结合术后的恢复情况来决定。如果身体恢复良好，则 4 周左右便可开始化疗。如果您恢复较慢则应适当推迟化疗开始时间，但最晚不应超过术后 8 周。

Q: 肺癌常用的化疗方案有哪些？

根据肺癌的不同病理类型，有对应的不同化疗方案。"铂类"药物是肺癌化疗的基石，好比米饭这样的主食，包括常用的顺铂、卡铂及奈达铂、洛铂、奥沙利铂等种类。对小细胞肺癌来

说，常用铂类联合依托泊苷；对于非小细胞肺癌中的腺癌，一般
采用铂类联合培美曲塞；对于非小细胞肺癌中的鳞癌，一般采用
铂类联合吉西他滨或者紫杉醇类。

Q: 肺癌化疗期间有忌口吗？

化疗药物容易引起恶心、呕吐等胃肠道的不良反应，化疗期
间饮食应注意膳食平衡、搭配合理；少食多餐、清淡易消化。一
般避免吃油炸、烟熏烧烤、辛辣刺激、油腻生硬的食物，以免加
重胃肠道反应。可以多吃的食物有：①补充富含蛋白质的饮食，
如鱼肉、瘦肉、牛奶、动物肝脏、豆类等，可以增强骨髓造血，
利于化疗恢复；②富含维生素 A、维生素 E 的蔬菜和水果，如香
菇、猕猴桃、苹果等；③开胃食品，如山楂、山药，可以缓解恶
心及食欲不振。

Q: 肺癌化疗一般做几次？

早中期肺癌患者，根据化疗与手术的先后关系，化疗分为术
后的辅助化疗和术前的新辅助化疗；晚期肺癌患者的化疗被称为
系统化疗。这 3 类化疗所需疗程不同。第 1 种，术后辅助化疗，
一般需 4 个周期；第 2 种术前的新辅助化疗，一般先进行 1 ~ 2
个周期，复查后评估疗效，根据疗效判断是手术还是继续进行新
辅助化疗，一般不超过 4 个周期；第 3 种晚期患者的系统性化疗，
一般需先进行 4 ~ 6 个周期，每化疗 2 个周期进行复查，根据复
查结果再进行方案优化。

Q: 肺癌化疗的不良反应都有哪些？

肺癌化疗药物会影响人体的多个器官系统，出现不同表现的不良反应。

（1）骨髓抑制。化疗药抑制骨髓中血细胞的生成和发育，常导致血常规中的白细胞计数、中性粒细胞数、血小板计数、血红蛋白数等指标降低。患者可能会因为中性粒细胞的减少而容易发生感染，因为贫血而出现心慌、头晕、面色苍白，而血小板降低可能会导致出血风险增加，可能出现刷牙出血、皮肤淤斑等症状。

（2）胃肠道毒性。患者可能出现恶心、呕吐、食欲低下、腹泻等表现。

（3）皮肤和黏膜的表现。包括脱发、皮肤的皮疹瘙痒。部分患者还会出现口腔溃疡、口咽部疼痛等。

（4）肝脏损伤的表现。通常表现为肝功能指标如转氨酶、胆红素升高等。

（5）外周神经症状。如指尖、脚尖麻木或疼痛，走路脚踩棉花感，多见于紫杉醇、多西他赛。应用铂类有时会出现耳鸣、听力下降。

（6）肾毒性。有时会有轻微茶色尿、泡沫尿，化验提示肌酐升高、肾小球滤过率降低等，常见于铂类药物应用后。

其他不良反应还包括药物输注所致的注射部位疼痛、肿胀等，部分化疗药物因为有特殊药理机制，会有相应的毒副作用。

Q: 如何预防或缓解化疗的不良反应？

化疗在杀死肿瘤细胞的同时也会攻击正常细胞，故而会产生多种不良反应，如疲倦、恶心呕吐、腹泻、便秘、口腔黏膜溃疡、肝肾功能损伤、骨髓抑制等，积极采取相关措施可以有效预防或者缓解化疗的毒副作用。具体措施可分为自身调节和药物干预。自身调节包括如下几方面：①在治疗期间保证充足的休息，适当运动提高自身耐受力；②穿着保暖，预防感染；③多吃蔬菜、水果，补充各种维生素，勤漱口，以预防化疗引起的胃肠道功能紊乱和口腔黏膜溃疡。多吃含铁动物内脏器官，降低化疗后骨髓抑制的严重程度。药物干预包括口服激素、叶酸、止吐药、保肝药、补血药、营养神经药等，化疗前水化可以减轻药物的肾毒性，必要时可考虑减少化疗药剂量以减轻化疗的毒副反应。

Q: 哪些肺癌患者需要做放疗？

放疗在肺癌的治疗中应用很广泛。对于早期肺癌，由于身体的原因无法接受手术的患者，可以考虑做放疗来治疗。对于接受过手术的患者，放疗一般用于手术切除不彻底的情况。对于局部中晚期不能做手术的患者，放疗是标准的治疗方法之一。对于晚期转移的患者，放疗更多地用于局部肿瘤的控制。在小细胞肺癌中，部分患者可能还需要做预防性的脑部放疗来降低转移的风险。

Q: 什么是肺癌的靶向治疗?

肺癌的靶向治疗是指针对某些特定的基因突变进行的精准治疗。现代医学证明,人之所以会得肺癌,一个很重要的原因是体内某些细胞基因发生变异,驱动细胞生长并向恶性转化。靶向药物可以精准识别已突变的肿瘤细胞,阻断细胞内信号传递,达到抑制甚至消灭肿瘤细胞的效果。与放疗、化疗等传统治疗手段相比,靶向治疗最大的优势在于"精准",效率高、不良反应小,大大延长了患者生存期,改善了患者生存质量。

Q: 所有肺癌都可以使用靶向药吗?

靶向药简单来说必须有"靶点"才行,如果没有"靶点",吃任何靶向药都没有效果,反而可能会出现靶向药相关不良反应。为此,靶向治疗前必须进行基因检测,确定是哪种基因突变,有针对性地使用靶向药。另外,靶向治疗一般用于局部晚期或者晚期的患者,术后复发转移风险高的患者也可以考虑进行靶向辅助治疗,但早期肺癌患者不建议使用靶向药。

Q: 治疗肺癌常用的靶向药有哪些?

靶向药种类繁多,临床上我们需要根据具体靶点,合理选择靶向药。常见的靶向药有:①靶向肿瘤血管生成的药物,如贝伐珠单抗、雷莫卢单抗、安罗替尼等;②靶向 *EGFR* 基因改变的药物,如吉非替尼、厄洛替尼、埃克替尼、阿法替尼、达可替尼、奥希替尼等;③靶向 *ALK* 基因改变的药物,如克唑替尼、塞瑞替尼、阿来替尼、布加替尼、劳拉替尼等;④靶向 *ROS1* 基因改变的药物，克唑替尼、塞瑞替尼、劳拉替尼、恩曲替尼等；⑤靶向 *BRAF* 基因改变的药物，如达拉非尼和曲美替尼；⑥靶向 *RET* 基因改变的药物，如塞尔帕替尼；⑦靶向 *MET* 基因改变的药物，如卡马替尼；⑧靶向 *NTRK* 基因改变的药物，如拉罗替尼和恩曲替尼。

Q: 如何选择靶向药?

首先，靶向药的选择关键在于要完善基因检测，明确肺癌病灶基因突变状态，精准用药。其次，在用药过程中，出现药物耐药或者药物相关不良反应，需尽早与主治医生沟通，以便于及时调整用药方案。最后，靶向药的合理选择还需充分参考国内外最新研究数据和患者经济状况。

Q: 靶向治疗期间有忌口吗?

目前并没有研究结果能够证实饮食习惯会影响靶向治疗的疗效，抑或是加重靶向治疗的不良反应，所以靶向治疗本身不需要患者在饮食上做出特殊的改变。当然，针对有并发症的患者需要适当调整饮食习惯，如高血压、冠心病患者需要低盐、低脂饮食，糖尿病患者需要低糖饮食，既往有胰腺炎的患者需要严格戒酒等，并发症的有效控制有助于提高身体对靶向治疗的耐受程度。

Q: 靶向药的不良反应有哪些?

靶向药引起的不良反应主要包括皮肤改变（丘疹，瘙痒，干皮症，甲沟炎，头发变卷、变软、变细，黏膜炎症等），胃肠道不良反应（主要包括恶心、呕吐、便秘、腹泻等），间质性肺炎，肝肾损伤等，还有一些少见但相对比较严重的不良反应，如血栓栓塞、出血等。患者在靶向治疗期间需与主治医生保持密切联系，出现不良反应时及时就医，以便尽早干预。

Q: 如何预防或缓解靶向治疗的不良反应？

皮肤改变是靶向药物最常见的不良反应之一，患者可以采用预防性措施保护皮肤，如避免使用含酒精成分的护肤品，做好户外物理及化学防晒等。对于丘疹脓疱样皮疹及瘙痒，可在专科医生指导下局部应用或口服类固醇激素或抗生素控制；若以皮肤干燥为主要表现，可局部涂抹保湿霜对症缓解；对于甲沟炎，可局部应用抗生素及硝酸银等。若您出现严重的皮肤表现，如重度广泛红皮病，大面积丘疹、疱疹、脱屑、溃疡性皮疹等，请及时到皮肤专科就诊接受进一步诊疗。

以腹泻为主的胃肠道表现是靶向药物另一常见不良反应，及时调整饮食结构及应用止泻药物对症治疗通常能获得较好的控制。但患者应警惕重度腹泻引发的体液丢失、电解质紊乱及肾功能损伤等。因此，在对症止泻治疗的同时，应积极补液治疗维持体内水电解质平衡。

急性间质性肺疾病是相对罕见的靶向药物相关严重不良反应，致死率较高，故早发现、早诊断、早干预极为关键。若在使用靶向药物过程中出现新发或进展的不明原因肺部表现，如呼吸困难、咳嗽、发热等不适，请及时前往呼吸内科或者胸外科复查胸部 X 线检查或 CT 以进一步明确。在众多病案报道中，尽早停药、大剂量激素冲击治疗及积极机械通气可作为有效干预措施。

此外，对于靶向治疗相关的其他罕见不良反应，如 Q-T 间期延长、高血压、血栓栓塞或出血相关疾病，请及时前往专科门诊进一步诊治。

Q: 靶向药一般需要吃多久？

目前，指导靶向药物服用年限的医学证据较少。回顾既往多项研究中，术后辅助使用靶向药物治疗时间均确定为 2 年。近期，也有研究将患者接受治疗的时间定为 3 年。而晚期患者一般使用药物直到耐药或者身体无法耐受药物。因此，在靶向治疗过程中，患者应规律复查影像学及相关血液指标，积极完善疗效评估及全身评估，若出现药物不耐受或疾病进展情况，请及时调整治疗方案。

Q: 什么是肺癌的免疫治疗？

目前，肿瘤的免疫治疗特指免疫检查点抑制剂治疗，免疫治疗针对的免疫检查点主要是 PD-1/PD-L1、CTLA-4 等分子位点。PD-1 是 T 淋巴细胞表面的一种重要的免疫抑制蛋白。正常组织细胞能够表达 PD-1 的配体 PD-L1，当 T 淋巴细胞表面的 PD-1 与正常组织细胞表面的 PD-L1 结合时，T 淋巴细胞就不会对正常细胞产生免疫杀伤作用。而当肿瘤细胞表达 PD-L1 时，就同样能够"逃离"免疫系统的杀伤，进而形成肿瘤的免疫逃逸。CTLA-4 是另外一种重要的免疫抑制蛋白，其与配体的结合能够抑制 T 淋巴细胞的抗肿瘤功能。因此，针对上述免疫检查点设计的抑制剂，能够加速和加强机体的抗肿瘤免疫反应。

目前，PD-1 和 PD-L1 抑制剂在肺癌治疗中已经占有了一席之地，在局部晚期、复发转移性非小细胞肺癌，广泛期小细胞肺癌的综合治疗中，PD-1 和 PD-L1 抑制剂均展现出非常好的治疗效果，并被各大肺癌临床指南在特定情况下推荐使用；此外，在非小细胞肺癌新辅助治疗、非小细胞肺癌辅助化疗中，免疫治疗的相关研究也展现了很好的应用前景。

Q: 治疗肺癌常用的免疫治疗药物有哪些？

目前，应用于临床的肺癌免疫治疗药物主要是 PD-1 和 PD-L1 的抑制剂。至今至少已经有 9 种可用于肺癌治疗的免疫检查点抑制剂在中国国内上市，包括 4 款国产 PD-1 抑制剂（卡瑞丽珠单抗、替雷利珠单抗、信迪利单抗和特瑞普利单抗），2 款进口 PD-1 抑制剂（纳武利尤单抗、帕博丽珠单抗）以及 1 款国产 PD-L1 抑制剂（舒格利单抗），2 款进口 PD-L1 抑制剂（度伐利尤单抗、阿替利珠单抗）。上述免疫治疗药物均可以通过正规渠道购买和使用。在药物临床研究过程中，每种 PD-1/PD-L1 抑制剂在纳入肺癌患者的种类、研究起始的时间、研究的结果等方面存在些许差异。因此，不同种类的免疫检查点抑制剂在肺癌治疗中获得批准的适应证略有不同。随着不同类型 PD-1/PD-L1 抑制剂更加深入的研究，相信免疫检查点抑制剂会在肺癌治疗领域得到更广泛的应用。

Q: 免疫治疗的不良反应有哪些?

免疫治疗对于无驱动基因突变的肺癌患者有重要的临床益处，但同时可能引起一系列不良反应，被称为免疫相关不良事件，包括皮肤、胃肠、肝脏、内分泌器官等部位的不良反应。第一，应用免疫治疗的患者最常见的不良反应是用药后的轻微乏力。第二，患者用药后可能出现皮肤的不良反应，包括最常见的皮肤炎症反应，以及少见的特殊皮肤疾病，如免疫性大疱病、血管炎、中性粒细胞性皮肤病，罕见情况下还可见重度皮肤药物反应。第三，患者可能面临腹泻，因此需要密切关注胃肠毒性相关的最早期症状并及时诊断和治疗。第四，长期使用免疫治疗药物患者可能面临肝功能受损，具体表现为无症状性的肝酶水平升高，有时可伴发热，偶见总胆红素升高。第五，患者可能面临迟发性的免疫治疗相关肺炎，需要及时与药物性肺炎及感染鉴别诊断。同时，免疫治疗可能导致内分泌系统相关疾病，具体包括甲状腺功能减退症（简称"甲减"）、甲状腺功能亢进症（简称"甲亢"）和垂体炎，患者可能出现恶心、头痛、乏力和视功能改变等症状。此外，免疫治疗可能引起其他器官的较为少见的不良反应，需及时关注并治疗。

Q: 免疫治疗一般需要用几次?

免疫治疗多用于无驱动基因突变的晚期肺癌治疗，治疗周期不尽相同，一般长达数年。部分患者因为耐药或者不良反应大而终止治疗。手术前后应用免疫治疗的医学依据仍然较少，需要根据具体病情来判断。在免疫治疗过程中，患者及医生应规律复查影像学及相关血液指标，积极完善疗效评估及全身评估，及时调整治疗方案。

Q: 什么是肺癌的新辅助治疗？

通俗意义上，新辅助治疗是指在手术前进行的抗肿瘤治疗。新辅助治疗通过消杀患者体内癌细胞，达到降低肺癌患者的分期甚至全部杀死肿瘤的目的；新辅助治疗可以有效减少或消灭转移到淋巴结的癌细胞和其他部位的癌症微小病灶，提高手术切除的效果，改善患者的存活率和生活质量。对于肺癌来说，新辅助治疗手段包括化疗、放疗、靶向治疗以及免疫治疗等。值得注意的是临床上通常认为只有局部晚期患者才是新辅助治疗的适用群体。

Q: 新辅助治疗一般需要几次？

作为目前肺癌治疗的新模式，具体指导新辅助治疗方案的医学证据较少。例如新辅助免疫治疗，目前多数研究将治疗方案设定为 2 ~ 3 个周期，这主要是基于新辅助化疗的经验。总的来说，目前新辅助治疗的疗程仍未形成定论，患者应规律复查影像学及相关血液指标，积极完善疗效评估及全身评估，并根据治疗情况及时调整治疗方案。

Q: 新辅助治疗会不会延误手术时机或影响手术效果？

在新辅助治疗过程中，我们希望可以达到缩小原有病灶，灭活体内可能存在的微转移灶，降低疾病的复发率，减少或消灭转移到淋巴结的癌细胞和其他癌症病灶，增强手术切除的效果的目的，因此新辅助治疗针对的一般都是难以直接进行手术切除的局部晚期肺癌患者。早期肺癌患者一般直接进行手术切除，无须新辅助治疗。因此新辅助治疗不会延误手术时机，相反是给了患者手术治疗的机会以及可达到更好的手术效果。

Q: 肺癌扩散转移了怎么办？

随着肺癌的进展，肺癌可以从肺转移至全身其他部位，其中比较常见的转移部位是淋巴结、脑、骨骼、肝脏、肾上腺等。如果仅仅发生肺引流区域内的淋巴结转移，那么还存在根治性治疗的机会。但是对于发生远处转移的Ⅵ期肺癌患者，我们的治疗目标是尽可能延长生存期和维持生活质量，同时尽量减少治疗的不良反应。治疗方案为姑息性的全身性治疗。在为患者制定治疗方案的过程中，我们会根据患者年龄、一般状况、肿瘤病理类型、是否存在驱动基因突变、是否表达 PD-L1 等采用合适的初始治疗和维持治疗方案，包括化疗、放疗、靶向治疗、免疫治疗等。除了全身治疗之外，针对特定的转移部位，我们也会对转移灶采用手术治疗或根治性放疗等改善患者生活质量。

Q: 什么叫肺楔形切除术？哪些肺癌可以采用这个手术方式？

肺楔形切除术指的是像切"蛋糕"一样切除肺组织的一个角，而不考虑肺的正常解剖边界（如段间平面）（图 1）。这种

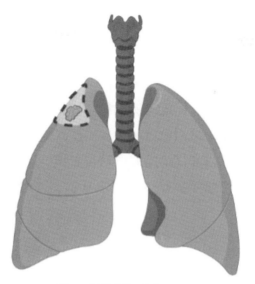

图1　肺楔形切除术示意图

手术的切除范围小，具有手术持续时间短、创伤小、术后恢复快等优点。肺楔形切除术通常用于切除非常小的外周型肺小结节。比如早期非小细胞肺癌，如果肿瘤个头不大，又处在距离肺表面很近的位置，则常进行楔形切除手术。此外，肺楔形切除术还适用于肺功能较差、不能耐受大面积肺切除的肺癌患者，肺转移瘤的患者，肺良性病变的患者，或其他需要接受诊断性肺部分切除的患者。

Q: 什么叫肺段切除术？哪些肺癌可以采用这个手术方式？

肺段切除术，又称肺节段切除术。根据解剖学标准，肺被分为 5 个肺叶（左肺 2 个，右肺 3 个），18 个肺段，每个肺叶都由 2 ～ 5 个不等的肺段构成（图 2）。肺段切除就相当于切除病变所在肺叶的一部分肺段，而将肺叶中的其他肺段保留，其切除范围通常较肺楔形切除术大，但相比肺叶切除术小。肺段切除与肺楔形切除术同样具有创伤小等特点，在切除病变肺组织的同时能够尽可能保留健康肺组织。对于一部分极早期的非小细胞肺癌，肺段切除能够获得根治性效果。对于肺功能储备较差无法耐受肺叶切除的肺癌患者，肺段切除也是很好的选择。

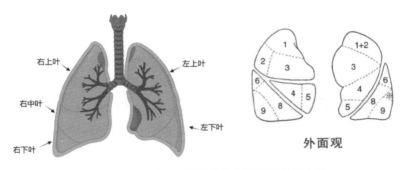

右上叶　左上叶　右中叶　左下叶　右下叶　外面观

图 2　肺叶（左）、肺段（右）解剖划分示意图

Q: 什么叫肺叶切除术？哪些肺癌可以采用这个手术方式？

人体的双肺共由 5 个肺叶所构成，右侧 3 个肺叶，左侧 2 个肺叶。肺叶切除术，是一种将病变组织所在肺叶全部切除的肺外科手术（图 3）。这种手术的切除范围较肺段切除术进一步扩大，但不会切除病变肺叶组织以外的健康肺叶组织，是目前大部分肺癌治疗的标准根治术式，通常适用于肿瘤局限于单个肺叶的非小细胞肺癌患者。如果需要切除多于 1 个的肺叶，则称为复合肺叶切除。

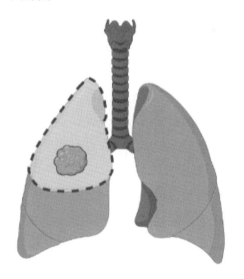

图 3　肺叶切除术模式图

Q: 什么叫袖状肺叶切除术？哪些肺癌需要采用这个手术方式？

袖状肺叶切除术简称"袖切"，是一种在单纯肺叶切除不能满足肿瘤完整切除要求的情况下，为了避免切除范围更加扩大的全肺切除而进行的一种复杂重建手术（图 4）。这种手术适用于肿瘤位于肺叶支气管开口处的肺癌患者。单纯的肺叶切除有可能造成残端有肿瘤组织残余，因此需要切除与肺叶支气管相连的一段主支气管，并将剩余肺叶支气管和近端的主支气管缝合，这一

术式被称为支气管袖状肺叶切除。同时，若肿瘤还侵犯了肺叶支
气管开口并行的肺动脉，还需切除相应血管，并重新缝合近端血
管，这一术式被称为支气管肺动脉袖状肺叶切除。

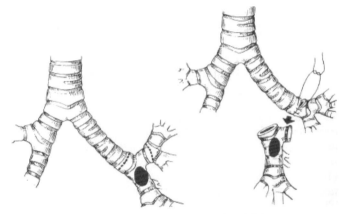

图 4　支气管袖状肺叶切除示意图

Q: 什么叫全肺切除术？哪些肺癌需要采用这个手术方式？

　　全肺切除术指的是将一侧病肺全部切除的手术，分为左全
肺切除术和右全肺切除术。这种手术适用于侵犯多个肺叶或者
不能行袖式肺叶切除保留肺组织的肺癌。手术时将一侧的肺动
脉主干、上下肺静脉总干和主支气管全部切断，手术创伤大，
风险较高，对患者心肺功能要求比较高。图 5 总结了肺癌手术
术式。

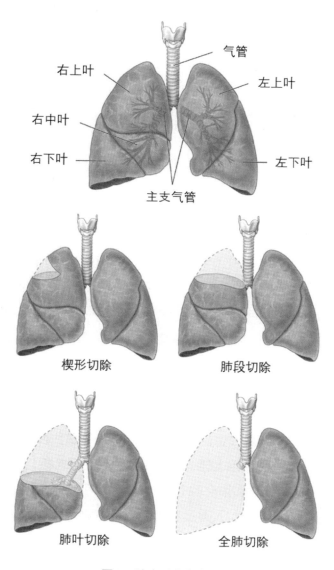

图 5　肺癌手术术式总结

Q: 为什么有些肺癌手术前需要做定位?

近年来，随着低剂量胸部 CT 检查在临床筛查中的普及和大众整体健康意识的不断增强，临床上肺结节和早期肺癌的诊断检出率不断增加，尤其是影像学上表现为磨玻璃结节的早期肺癌，这些早期病变只要完整切除，一般都不会复发。为了手术时尽量少切除正常肺组织以保护肺功能，或者有些肺结节直径太小或位置太深，为了精确找到病灶，有些患者就需要在术前进行肺结节定位。

Q: 目前常用的肺结节定位方法有哪些?

肺结节定位主要分为术前定位和术中定位，目前多数医院常用术前定位方式，如 CT 定位、吲哚菁绿荧光定位、三维虚拟定位、经电磁导航定位和染色法等，但也有少部分医院的设施完善，可以采用术中定位的方式来定位。

（1）术前定位

1）CT 定位：指在 CT 引导下，经皮肺穿刺放置金属弹簧圈或者金属钩定位，也可以注射染色剂、核素进行定位。

2）吲哚菁绿荧光定位：术前 24 小时经静脉注射吲哚菁绿，术中可见病变处吲哚菁绿滞留而发出绿色荧光；或者于麻醉时雾化吸入吲哚菁绿，术中可见病变处负显影。

3）三维虚拟定位：通过利用高分辨率的 CT 影像，结合三维重建软件，可以完全个性化呈现肺结节的所在部位，精确规划手术切除范围。

4）经电磁导航定位：在电磁导航引导下，可使用支气管镜向病灶部位注入染色标志物等物质进行标记。

（2）术中定位

术中使用胸腔镜 B 超定位或者 CT 定位，但由于术中定位对于医院设备的要求较高，国内只有少数医院具备此条件，因此术中定位的方式不常用。

Q: 肺结节定位的具体过程是什么样的？有危险吗？

目前国内常用的定位方法为带钩金属丝定位法、微弹簧圈定位法和染色法。

带钩金属丝定位法：在 CT 引导下，经胸壁向肺结节旁置入带钩金属丝，一直保留到术中识别结节后再摘除。此种方法放置过程会有不同程度的疼痛，有气胸、血胸等风险，定位后应尽快手术不宜间隔时间过久。

微弹簧圈定位法：在 CT 引导下，经胸壁向肺结节旁置入微弹簧圈，一直保留到术中识别结节后再摘除。此种方法放置过程会有不同程度的疼痛，同样有气胸、血胸等风险，但是相较于带钩金属丝定位法更安全，有效率更高。

染色法：目前最常用的染色剂为吲哚菁绿，这是一种可发出绿色荧光的水溶性物质。使用方法多样，可于术前 24 小时经静脉注射吲哚菁绿，术中可见病变处吲哚菁绿滞留而发出绿色荧光；可于麻醉时雾化吸入吲哚菁绿，术中可见病变处负显影；可于术中在气管镜磁导航设备的引导下通过支气管内注射。这种方法相对无创，血胸、气胸风险更小，但对于 2 cm 以上的深部结节效果稍差。

Q: 为什么有的肺癌术后会出现持续漏气？

　　肺癌术后漏气是肺癌手术常见的术后并发症。肺部手术后常出现肺漏气，大部分漏气在术后数小时至 3 天内逐渐消失。当漏气时间超出术后平均住院日时被称为持续性漏气或迁延性漏气。目前对持续漏气时间的界定以术后持续漏气时间＞5 天最为常用。肺癌术后漏气的类型包括肺部切缘针眼或钉眼漏气，这种情况多数可以自愈，无须特殊处理；支气管残端愈合不良导致漏气，这是比较严重的术后并发症，通常需要再次手术；肺部手术之后出现了细菌感染的情况，造成肺部组织发生炎性病变，从而产生漏气的症状。肺癌术后持续性漏气可延长患者胸腔闭式引流管留置时间，增加脓胸等其他术后并发症的风险，同时也导致术后住院时间延长和住院费用增加。总之，肺癌术后漏气是临床上较为常见的问题，男性、高龄、合并肺部基础疾病的患者更容易出现该并发症，从而延长了患者住院时间。为减少肺部术后持续漏气的发生，术前应进行充分的评估；对于持续漏气高危人群，术中应加强对肺创面的处置；术后判断存在持续漏气的患者，目前尚无充分证据支持负压吸引可改善术后漏气，但通过胸膜粘连剂进行胸膜固定已被证实可缩短肺漏气时间。

Q: 什么是胸导管？

　　谈到胸导管，就不得不提及人体的两套管道系统：人体就像一座房子，其中有两套重要的液体循环管道：其一是大家熟知的血液循环管路——血管（包括动脉和静脉）；另外一套则是负责引流淋巴液的淋巴管。而胸导管则是人体最长最粗的一根淋巴导管，其起始于腹腔的乳糜池（各淋巴分支汇合处的囊状膨大），经由脊柱左前方上行贯穿于整个胸腔，最终注入左静脉角，长度可达 30 ~ 40 cm，收集来自全身 3/4 区域的淋巴液。淋巴液对于人体有着重要的免疫监视作用，如果说淋巴细胞是抵御外敌（病原体）入侵的"战士"，那么胸导管则是保证兵源输送的最长的一条"铁路干线"，负责将淋巴细胞运送到血液循环中，发挥其免疫作用。既然是管道系统，就必然会涉及堵塞或者破裂的问题，一旦胸导管发生损伤，其中的淋巴液就会渗漏到胸腔中形成乳糜胸，导致机体营养缺乏，随着漏出液体的不断增加，甚至会出现压迫心脏和肺导致呼吸困难的情况。

Q: 为什么有的肺癌手术中要做胸导管的结扎？

　　肺癌手术中结扎胸导管更多的是作为一种预防性的措施，因为胸导管在走行过程中与胸膜紧密相贴，并且有大量分支分布于肺脏的各处淋巴结，所以肺部手术操作过程中就难免会有损伤到胸导管及其分支的可能性。特别是淋巴结清扫，这对于肺癌手术来说是十分必要的，而乳糜胸则是淋巴结清扫术的一个重要并发症。虽然许多外科医生手术中分离淋巴结时慎之又慎，但难免会出现一些特别小甚至变异的胸导管分支，让医生猝不及防。术后出现少量的乳糜液漏出，可以通过术后禁食的方法得到有效的治疗，但发生大量乳糜液漏出就只能进行二次手术，重新结扎。大量乳糜胸会引起胸腔感染、低蛋白、水电解质紊乱等一系列症状，严重者甚至出现呼吸困难等危及生命的症状，并且乳糜胸的治疗恢复效果较差。因此，为了减少患者不必要的创伤，改善手术预后，一旦手术中发现乳糜液漏出，或者高度怀疑胸导管或者其主要分支发生损伤，这时就需要对胸导管进行预防性结扎，预防术后发生大量乳糜液漏出的情况。

Q: 什么是内镜直线型切割缝合器？

内镜直线型切割缝合器是胸外科手术中替代传统手工缝合的一种医疗器械。这种缝合器的原理和订书机类似，将很多小的钛钉同时在组织的两侧打入，呈三排交叉排列，然后用缝合器内置的"小刀片"在两侧已经缝好的组织之间进行切割离断。由于毛细血管可以从"B"形缝钉的空隙中通过，所以缝合不会影响组织远端的血液供应，并且可以避免手工缝合过紧或过松造成的不良影响，因此保证了组织的良好愈合。相较于传统的手工缝合，使用内镜直线型切割缝合器缝合有以下优势：①缝合快速，操作简便，节省手术时间；②一次性使用，避免交叉感染；③钛钉一次性成型，缝合严密、松紧合适；④不良反应少和手术并发症少，还可以切除过去无法切除的脏器深部肿瘤。

Q: 为什么肺癌手术后体内会有金属物？对身体有影响吗？

肺癌手术中需要使用内镜直线型切割缝合器对肺组织进行切割缝合，缝合器钉仓内使用的是金属缝合钉，手术后体内会存留缝合钉。目前最普遍的缝合钉是选用表面经过特殊处理（包括表面涂层、酸蚀及其他表面处理）的纯钛、钛合金材料和纯钽材料。金属钛耐腐蚀、永不生锈、组织相容性好，目前使用的纯钛缝合钉在静磁场强度 3.0 T 下是安全的，也就是说术后进行 1.5 T 或者 3.0 T 的磁共振检查是安全的。体内留存的缝合钉对身体影响小。

Q: 什么是胸膜种植转移？

胸膜种植转移简单来说就是肺癌细胞穿过脏层胸膜导致的肿瘤播散转移。发生原因主要有两大类，一是肿瘤生长侵犯导致的；二是穿刺活检等有创操作造成的。患者可能会伴有胸痛、咳嗽等症状，也可能会出现恶性胸腔积液从而引起胸闷憋气等症状。如果是术中发现了胸膜种植转移，医生会尽量处理肉眼可见的胸膜转移灶，一般使用切除、烧灼或热灌注的方法。当然，诊断胸膜种植转移的金标准还是病理检查。胸膜种植转移的出现一般预示着预后不良，不论肿瘤有多大，胸膜种植转移使得肿瘤分期直接为晚期，影响总生存期，也影响治疗方案的制定。所以，建议患者一定要到正规医院接受规范化的治疗，充分利用手术治疗、放疗、化疗、靶向治疗、免疫治疗等多种治疗手段，延长生存期。

Q: 什么是囊腔型肺癌？

囊腔型肺癌是在胸部 CT 中肿瘤呈囊腔表现或者内部含囊腔的肺癌，主要需与肺大疱、肺结核空洞、淋巴管肌瘤病等疾病相鉴别。其分类较多，可以是肺大疱继发肺癌，也可以是肺结节继发或伴发囊腔，还可以是原本表现为薄壁囊腔的肺癌，而囊腔的表现也可以是单房或多房。囊腔型肺癌在组织学上以肺腺癌多见，发病率并不高，大部分患者有吸烟史，早期表现不典型，很容易误诊。如果胸部 CT 检查发现肺内有囊腔，建议 3 个月后复查胸部 CT 和其他肺结节的随访策略类似，如果病灶稳定并且没有实性成分出现，可以考虑年度复查；但是如果随访过程中出现囊腔增大、实性成分增多或者实性成分从无到有，那就需要警惕了。囊腔型肺癌的治疗方案也和其他肺癌相同，根据手术后的病理结果进行分期、分型，必要的时候还要结合免疫组化甚至基因检测结果决定最终的综合治疗方案。

Q: 为什么有的肺癌会出现锁骨上淋巴结肿大?

肺癌转移或播散常见的途径包括直接侵犯、淋巴转移、血行转移及种植转移。其中经淋巴转移的癌细胞首先进入肺泡支气管和肺血管周围的淋巴管道中，进而入侵邻近的肺段及叶支气管周围淋巴结，然后到达肺门、气管隆嵴下。此时，患者就会出现影像学上肺门阴影等。肿瘤细胞在淋巴中继续走行会进入纵隔和气管旁淋巴结，需要注意的是纵隔和气管旁淋巴结的肿瘤细胞通常情况下发生在肺的同侧，但偶尔可发生在对侧。最后，癌细胞进入锁骨上前斜角肌淋巴结或颈部淋巴结，此时就会出现锁骨上淋巴结肿大。如果出现锁骨上淋巴结肿大，患者此时已进入肺癌晚期，应积极寻找综合治疗手段，必要时需要多学科（如呼吸科、肿瘤科、胸外科及放射科等）讨论确定治疗手段。

Q: 什么叫作射频消融治疗？

射频消融治疗的原理是射频发生器发出射频波，射频波从治疗电极的末端进入肿瘤组织中，高频交流电使组织中离子随着电流变化产生高速运动，而离子运动会放热，此温度可以高达 90 ~ 120 ℃，加之肿瘤细胞对高热敏感，从而通过热效应杀死肿瘤细胞。其中肺部肿瘤使用的射频波频率为 375 ~ 500 kHz。目前临床上射频消融多用 B 超或 CT 引导下操作，射频治疗对肺癌局部病灶的控制效果比较满意。但是其往往作为肺癌综合治疗的手段之一，哪种条件下应用，是否需要与放疗、化疗结合，或者如何结合治疗及顺序尚没有统一的意见。射频的疗效与肺癌的分型、分期、位置及肿瘤的大小和数目等密切相关，目前认为当肿瘤直径< 3 cm 时效果较好。

Q: 什么叫作立体定向放射治疗？

立体定向放射治疗是将高剂量的放射治疗精准投照到肿瘤病灶上，从而使肿瘤受到高剂量但是肿瘤周围正常组织只受到低剂量照射的一种特殊放疗技术。其治疗的主要机制是在影像学的指导下，将具有"杀灭"肿瘤的放射剂量，精准地聚焦在小肿瘤（通常是直径< 5 cm）上，达到根治作用，其优点在于高效且无创。立体定向放射治疗效果类似锋利的手术刀对病灶进行锐利切割，同时又能保护周围正常器官不受射线影响，故立体定向放射治疗又俗称 X 刀。如果把传统放疗比作导弹的话，那么立体定向放射治疗就是导弹中的精确制导型，定位更加准确、对既定目

标杀伤更为有效，对其他区域损伤更小。

根据单次剂量的大小和射野集束的程度，立体定向放射治疗可以分为两类。第一类的特征是使用三维、小野、集束、分次、大剂量照射，一般 X 刀、全身伽玛刀及体部伽玛刀等属于此类；第二类是利用立体定向技术进行常规分次的放射治疗。直线加速器三维适形放射治疗属于此类。

目前，立体定向放射治疗主要适用于颅骨肿瘤、体内肿瘤（比较大的体内多种恶性肿瘤的治疗）以及不能耐受手术治疗的患者。

Q: 肺癌手术后，肺部还会再长结节吗？

严格来讲，肺癌手术后是仍然有可能再发现肺部结节的。

对于早期肺癌的患者，一般认为手术切除后就达到了治愈的目的，那为什么还会再长结节呢？其实，长结节并不代表着一定是肺癌复发了。这就像正常人做体检一样，说不准什么时候就会发现结节，术后的患者在复查过程中同样也有可能出现新的结节。肺部作为人体的呼吸器官，必然会吸入各种各样的粉尘、颗粒，这些颗粒沉积在肺泡中就有可能在 CT 上表现为结节。因此对于早期肺癌患者，术后新长出来的结节仍然有很大可能是良性结节，只要密切复查监测，结节不继续发展就不需要过度紧张。

但对于中晚期的肺癌患者，如果术后复查过程中出现新发的结节，特别是结节在随诊过程中出现了明显的变化，比如结节变大、数量变多等，那么就不能除外是肿瘤复发转移，则需要引起足够的重视，进一步完善一系列检查帮助判断。

因此，肺癌术后再长出结节并不可怕，只需要定期复查，严密监测。对于高度可疑复发的结节，则要进行进一步检查，以明确其性质，避免结节进一步增大而影响后期治疗效果。

Q: 做过一次肺手术，同一侧还能再做手术吗？另外一侧还能再做手术吗？

一侧肺手术后，同侧或者对侧肺如果有结节、肿物等病变，仍可以考虑手术治疗。但具体能不能做手术，还需要根据肺功能的状况以及手术切除的范围等具体情况，来进行判断决定，不能一概而论。

一般来讲，接受二次手术的患者肺功能需要满足两个条件：一是手术后剩余肺功能可满足患者正常生活，这一点和初次接受手术的患者要求相同，但也会根据患者的病情需要酌情放宽指征；二是非手术侧需要拥有足够的肺功能，从而为患者在手术单肺通气的过程中提供足够的呼吸支持，顺利完成手术。这一点对于一侧接受过手术，再接受对侧手术的患者尤为重要。人们的肺就像是气球，正常工作的情况下"气球"是充气状态，手术过程中会把术侧的"气球"放气，因此手术时对侧"气球"的功能就显得更加重要了。

而患者既往接受了什么手术，此次准备切除多少肺组织，都会对术前、术中及术后的肺功能产生影响，这些都是决定患者能否接受二次手术的重要因素。

Q: 双肺都有结节，能同时做手术吗？

从技术层面来讲，双肺结节同时切除是可以实现的。但由于双侧同期手术麻醉时间、手术时间均明显延长，其手术风险较单侧手术也明显升高。另外双侧手术的患者术后两侧均会留置引流管，会增加患者的疼痛，不利于患者术后排痰及活动，不利于术后康复。因此，在临床大多数情况下，为了最大限度避免并发症，很少进行双侧同期手术。医生通常会依据病灶的大小、性质，选择最需要优先切除的一侧手术。术后根据具体的恢复情况，在必要的时候再行另外一侧手术。

那什么样的患者适合双肺结节的一次性同时手术切除呢？第一，患者的一般状态较好，心肺功能正常或者药物干预后正常；第二，预期手术风险较低，术后恢复快，带管时间较短；第三，对于病情特殊，双侧病变风险均较高，需要限期手术的患者，也可以考虑双侧同时手术。但要注意的是，双侧均需要行肺叶切除的患者应尽量分期手术。同期行两侧肺叶切除损伤大，术后各类并发症发生的概率高，风险更大。

Q: 什么是肺癌的 *EGFR* 基因突变？

EGFR 是人表皮生长因子受体（human epidermal growth factor receptor，HER）家族成员之一，是位于细胞表面的膜受体。*EGFR* 存在于细胞表面，必须形成二聚体才能激活它位于细胞内的激酶通路，从而导致细胞增殖、存活、转移及血管生成等。正常细胞中，*EGFR* 的酪氨酸激酶活性受到严格控制，但

在恶性肿瘤细胞中，编码这些受体的基因可能逃脱其正常的细胞内抑制机制。

EGFR 基因位于第 7 号染色体短臂上，有 28 个外显子。*EGFR* 酪氨酸激酶区域的突变主要发生在 18 ～ 21 外显子，其中 19 号外显子缺失突变（19del）约占 45%，21 号外显子的 L858R 点突变占 40%，这两种突变被称为常见突变（敏感突变）。其他的突变 *EGFR*（G719X、S768I、L861Q）等被称为罕见突变。

靶向 *EGFR* 家族的药物包括两大类，第一类小分子酪氨酸激酶抑制剂（TKIs），如一代吉非替尼、厄洛替尼、埃克替尼，二代达可替尼、阿法替尼以及三代奥希替尼等，临床应用最为广泛。第二类是大分子抗体类药物，如西妥昔单抗等。靶向制剂通过选择性的酶抑制剂，单克隆抗体竞争性结合胞外配体结合位点，可阻断 *EGFR* 酪氨酸激酶活化，从而抑制 *EGFR* 激活，进而抑制肿瘤生长。

Q: 什么是肺癌的 *ALK* 基因融合？

间变性淋巴瘤激酶 (anaplastic lymphoma kinase, ALK) 是一种酪氨酸激酶，其融合突变是一种强力的肺癌致癌驱动基因，发生概率约 5%，因其靶向药使用时间长，平均生存期长，也被患者们称为"钻石突变"。*ALK* 基因总共有 29 个外显子，已发现的所有 *ALK* 基因融合突变都是在 *ALK* 基因外显子 20 处发生断裂，断裂后最常见的重排模式是与 *EML4*（棘皮动物微管相关蛋白样 4）基因融合，还可能与 *KIF5B* 基因、*KLC1* 基因、*TFG* 基因、*HIP1* 基因等融合，这些融合基因能通过 PI3K–AKT，MAPK 和 JAK–STAT 通路导致肿瘤的发生。*ALK* 融合基因对 ALK 抑制剂都比较敏感，药物有效时间较长，目前已经获批上市的药物有三代，包括一代药物克唑替尼，二代药物阿来替尼、布加替尼、恩沙替尼、色瑞替尼等，以及三代洛拉替尼。

Q: 什么是肺癌的 *ROS1* 基因融合？

ROS1 基因是最早于 UR2 禽类肉瘤病毒中发现的具有独特致癌作用的原癌基因，它编码的 *ROS1* 蛋白属于胰岛素受体家族的跨膜酪氨酸激酶受体。这种蛋白分 3 个部分，可以分别看作头（胞外区）、体（跨膜区）、尾（胞内酪氨酸激酶活性区），尾部伸入细胞，头部在细胞外。*ROS1* 基因突变时基因重新排列与其他基因融合，翻译出错误的蛋白，这种蛋白缺少胞外的头部，不受控制，会持续激活 *ROS1* 酪氨酸激酶区及下游信号通路，导致恶性细胞一直生长，形成肿瘤。*ROS1* 蛋白和 *ALK* 基因突变编码蛋白的尾部非常相似，因此 *ALK* 酪氨酸激酶的小分子抑制剂克唑替尼在治疗 *ROS1* 发生融合变异的肺癌中具有明显疗效。

Q: 什么是肺癌的 *MET* 基因异常？

MET 基因可以独立驱动非小细胞肺癌发生，多发于 70 岁以上的老年人，尤其是女性非吸烟的患者，基因突变的方式有 MET 14 号外显子跳跃突变和 *MET* 基因扩增。*MET* 基因编码 c-MET 蛋白，它相当于一把锁，与肝细胞生长因子（钥匙）结

合后促进细胞的增长。当然，正常细胞会降解 c-MET 蛋白，阻止细胞过度生长和倍增。*MET* 基因的第 14 号外显子位置的基因可以编码 c-MET 蛋白降解所需要的关键结构，癌细胞若发生 *MET* 14 号外显子跳跃突变，c-MET 蛋白正常降解就受到干扰，从而促进癌细胞不断增殖，最终驱动肺癌的发生和发展。*MET* 基因扩增会导致过多的 c-MET 蛋白产生，从而促进癌症发展，这是 EGFR 等靶向药的常见耐药机制。针对 MET 14 号外显子跳跃突变或 *MET* 基因扩增，已有在我国获批的赛沃替尼以及尚未获批的卡马替尼和特泊替尼等靶向药可以使用。

Q: 什么是肺癌的 *HER2* 基因突变？

HER2 又叫人表皮生长因子受体 2，它分布在人体的细胞膜上，和 EGFR 属于同一细胞受体家族，借助和表皮生长因子配对来将生命活动的信号向下传递。在非小细胞肺癌中，*HER2* 基因突变主要包括基因扩增和外显子 19、20、21 插入突变，产生编码异常的 HER2 蛋白，细胞生命活动信号会被过度激活，导致癌细胞不停生长。*HER2* 基因突变在许多恶性肿瘤中都格外重要，比如乳腺癌、胃癌、肺癌等。对于肺癌患者，若检测出 *HER2* 基因突变，那么要小心生存时间可能比其他没有该突变的患者短，可能是因为它们对化疗药原发耐药。肺癌的 *HER2* 基因突变尚无有效靶向药物获批，靶向 HER2 的抗体偶联细胞毒药物 DS-8201、吡咯替尼等有前景的药物正在临床试验中。

Q: 什么是肺癌的 *RET* 基因突变?

RET 是一个原癌基因,位于人类 10 号染色体长臂上 (10q 11.2)。*RET* 突变较为罕见,在非小细胞肺癌中占 1% ~ 2%。RET 基因所编码的 *RET* 蛋白是一种跨膜蛋白,一端留在细胞内,另一端向细胞外表面突出,使其能够与细胞外的特定分子相互作用,并产生相应的反应与作用。当刺激生长和发育的分子(生长因子)和 *RET* 蛋白结合时,会触发细胞内复杂的级联化学反应,导致细胞发生一系列的变化。异常激活的 *RET* 基因会编码出异常活性的 *RET* 蛋白,后者持续传递非正常信号,造成细胞过度增殖,最终导致肿瘤的发生与进展。*RET* 基因发生致病性改变主要有两种形式——突变和融合。前者在甲状腺髓样癌和多发性内分泌肿瘤 2(MEN2)中多见;后者在非小细胞肺癌和乳头状甲状腺癌中更为常见。*RET* 检测临床应用最多的是 NGS 和 PCR。当前,多款高选择性 *RET* 抑制剂在非小细胞肺癌中显示出良好的抗肿瘤活性和安全性,为患者带来生存的曙光。

Q: 什么是肺癌的 *KRAS* 基因突变?

KRAS 基因位于人类 12 号染色体,是 *RAS* 家族的一个原癌基因,其他成员还包括 *HRAS*、*NRAS* 等。*KRAS* 是调节细胞生长的开关,当 *KRAS* 基因发生突变时,细胞不受控制地生长并激活下游通路,导致细胞恶性增殖,促进肿瘤发生和转移。据统计,约 20% 的肺癌患者携带 *KRAS* 基因突变。*KRAS* 基因突变还常见于消化道肿瘤中,如胰腺癌、结肠癌等。*KRAS* 基因突变类型

较多，G12C、G12D 和 G12R 等点位相对多见，除此之外，还有 G12A、G12S、G12V 等。多项研究显示，*KRAS* 基因突变与吸烟、黏液腺癌有关，与 *KRAS* 野生型患者相比，突变携带者治疗效果相对不佳，预后较差。KRAS 蛋白结构的特殊性在一定程度上阻碍了针对性药物的研发，可喜的是全球首款 KRAS 靶向药 AMG-510 在 2021 年被批准上市，该药高选择地针对 KRAS G12C 这种突变亚型，具有良好的治疗效果。此外，多款 KRAS 靶向药已经进入临床试验阶段，非常值得期待。

Q: 什么是肺癌的 *BRAF* 基因突变？

　　BRAF 基因是位于第 7 号染色体长臂上（7q34）的原癌基因，负责编码 B-Raf 蛋白质，是一种丝氨酸 / 苏氨酸蛋白激酶。*BRAF* 基因对于细胞的正常生长至关重要，但突变后产生的不受抑制的 *BRAF* 信号传导会促进肿瘤的发生发展。*BRAF* 基因突变主要发生在蛋白激酶激活区域，表现为点突变、小片段缺失、扩增、基因融合等多种形式，其中，最常见的突变类型是 BRAF V600E。*BRAF* 基因突变在非小细胞肺癌中占比 2% ~ 4%，属于罕见突变。*BRAF* 基因突变也广泛发生于其他癌种中，如白血病、黑色素瘤、甲状腺癌等。*BRAF* 基因突变预示着肿瘤侵袭性强，预后较差。治疗方面，达拉菲尼联合曲美替尼是我国首个批准用于 *BRAF* V600 突变肺癌患者的靶向疗法，疗效显著。

Q: 什么是肺癌的 *NTRK* 基因融合？

　　NTRK 全称神经营养因子受体络氨酸激酶，包含 *NTRK1*、

NTRK2 和 *NTRK3*。在健康组织中，*NTRK* 通路参与神经系统的发育和保养，具有重要的作用。然而，*NTRK* 基因融合是病理性的，已被确定为泛实体瘤的致癌驱动因素。在 *NTRK* 基因家族中，任何一个基因和其他基因发生融合，会导致原肌球蛋白受体激酶蛋白过度表达，促使肿瘤发生。目前已发现 NTRK 融合存在于数十种癌症中，包括乳腺癌、结直肠癌、肺癌、甲状腺癌等，其中，*NTRK* 在涎腺分泌样癌及婴儿纤维肉瘤的突变频率高达 70% 以上，但在肺癌中发生率较低，< 1%。肺腺癌的融合型主要是 *NTRK1*。NTRK 抑制剂疗法非常独特——"不限癌种"，它针对的是特定的遗传标记而不是具体的肿瘤类型，且仅在表达 *NTRK* 基因融合的肿瘤中有效。当前获批的针对 *NTRK* 融合的抑制剂有 2 种，分别是拉罗替尼和恩曲替尼。

Q: PD-1 和 PD-L1 表达是什么意思？

正常情况下，健康的机体具有免疫监视功能，可识别并清除自身癌变的细胞。肿瘤细胞为了躲避免疫系统的识别，大量表达免疫抑制性配体（PD-L1），PD-L1 与免疫细胞（T 细胞）表面的程序性死亡受体 -1（PD-1）相结合，进而传导抑制性信号，限制免疫细胞的活性，使免疫细胞失去攻击癌细胞的能力，实现肿瘤免疫逃逸。PD-1/ PD-L1 抑制剂的抗肿瘤作用原理就在于阻止 PD-1 与 PD-L1 相结合，阻断抑制性信号的传导，从而恢复机体对肿瘤细胞识别和杀伤的功能。PD-1/ PD-L1 抑制剂的抗肿瘤疗效具有广谱性，不少肿瘤患者可以从中获益。在肺癌中，免疫治疗展现出了惊人的治疗效果。遗憾的是，并不是所有肺癌患者都适用于免疫治疗，在选择免疫治疗前需要完善基因检测和影响免疫治疗预后的生物标志物检测。在众多临床研究中，PD-L1表达被认为是目前作为免疫检查点抑制剂是否有效的主要预测指标。

Q: 胸腔镜手术切口一般在哪些位置？

对于常见的单操作孔胸腔镜手术，一般可将腋中线第7~8肋间作为胸腔镜的观察孔位置，而将腋前线第3~4肋间作为操作孔位置。对于单孔胸腔镜手术，通常选择在腋前线的第5肋间开口。实际上，胸腔镜手术的切口会根据患者具体的病情及手术情况而调整，并不是千篇一律。

Q: 肺癌微创手术中是如何将切除的肺组织从胸腔中取出的？

由于胸腔镜手术切口比传统切口小很多，当把肿瘤所在的肺叶、肺段或其他肺组织切下来以后，医生会使用一个专门取标本的取物袋，将取物袋送入胸腔内，把所切除的肺组织放进去，并拉紧取物袋口的线，这样可以防止切除组织从袋中掉出，也可以顺着线将装有肺组织的标本袋拉到手术切口下。由于肺组织有较好的顺应性，因此即使切口较小，也可以在手术器械辅助下将组织从切口完整取出。有时医生也习惯用手术专用无菌手套当作取物袋，把标本放在手套内取出来。特殊情况下，如果切除的肺组织或肿物体积过大，为保证肿瘤完整性以行病理检查，可能需要适当延长切口，将组织从胸腔内取出。

Q: 什么是乳糜胸？需要治疗吗？

由于各种原因流经胸导管回流的淋巴乳糜液外漏并积存于胸膜腔内被称为乳糜胸。乳糜胸根据其病因可以分为 2 类，即创伤性乳糜胸及非创伤性乳糜胸，两者所占比例大致相当，其中创伤性乳糜胸常由外科手术、医学侵入性操作、穿刺伤或钝物损伤等导致，最常见于胸部手术患者。非创伤性乳糜胸最常见于恶性肿瘤患者，以淋巴瘤最多见。怀疑乳糜胸的患者的初始诊断性检查是分析胸腔积液的甘油三酯和胆固醇水平。此外，还需检查白细胞计数及分类计数、葡萄糖水平、乳酸脱氢酶 (LDH) 水平、总蛋白水平并进行细胞学检查、微生物涂片和培养。影像学检查方面，淋巴核素显像、胸部高分辨 CT 及 MRI 检查都有重要价值。

乳糜胸的治疗应根据乳糜液的量和产生速度，并结合患者的病因、一般状况等进行个体化的治疗。患者需要清淡饮食，大量乳糜胸（引流量 >1 L/d）患者更需要禁食水，必要时静脉营养支持，同时行胸腔闭式引流术引流积液并促进肺复张。药物方面，可以使用生长抑素类药物抑制消化道腺体的分泌，减少乳糜液的产生，也可以胸腔内注射胸膜粘连剂促进胸膜粘连，减少液体积聚。对于大量乳糜胸，且保守治疗无效的患者，可以在早期开展手术治疗，手术方式一般采用经胸腔镜或开胸结扎胸导管以阻断乳糜液漏出，其具有非常高的有效率。

Q: 什么是 PICC 置管和输液港？

PICC 置管是指经外周静脉穿刺中心静脉置管，利用导管从

外周手臂的静脉进行穿刺，导管直达靠近心脏的大血管。PICC
置管可以避免化疗药物与手臂静脉直接接触，加上大静脉的血液
回流较快，可以迅速稀释化疗药物，防止药物对血管的刺激，因
此能够有效地保护上肢静脉，减少静脉炎的发生，减轻患者的疼
痛，提高患者的生命质量。使用 PICC 导管期间，注意手臂活动
幅度不能过大或者太剧烈，防止导管的滑脱或断裂。另外，应该
每周进行一次冲管和换膜。洗澡尽量使用淋浴，薄膜松动要及时
更换，防止导管阻塞和置管处皮肤血管的感染。如果 PICC 导管
维护好，一般使用年限可长达 1 年以上，足够维持到化疗结束。

　　输液港又称植入式静脉给药装置，是一种完全植入人体内的
闭合输液装置。主要包括位于中心静脉的导管部分及埋植于皮下
的输液座。输液港不仅能够将各种高浓度、强刺激的药物直接输
送至中心静脉处，防止造成外周静脉炎和血管硬化等，还能有效
避免液体外渗等原因导致的局部组织坏死。输液港的植入为需要
长期输液及化疗的患者提供安全可靠的静脉通道，是近几年来临
床静脉输液系统的新技术。

Q: 肺癌化疗为什么需要 PICC 置管或者输液港？

　　PICC 置管和输液港可以避免化疗药物与手臂静脉直接接触，
防止药物对血管的刺激，因此能够有效地保护上肢静脉，防止造
成外周静脉炎和血管硬化等，还能有效避免液体外渗等原因导致
的局部组织坏死，减轻患者的疼痛，提高患者的生命质量。

Q: 免疫治疗期间使用激素会影响疗效吗?

这个问题须区别对待,在排除某些特殊情况之后,激素其实是不会影响免疫治疗疗效的。早期研究发现泼尼松使用剂量超过 10 mg 的患者应用免疫治疗的疗效相比于未使用或者激素使用剂量较低的患者疗效较差。但是,进一步的研究将使用激素的原因进行分析之后发现,对于一些特殊情况,比如脑转移的患者使用激素减轻脑水肿,骨转移的患者使用激素止痛,恶病质的患者使用激素改善食欲等,使用激素可能会有助于提高治疗效果。而对在治疗期间出现造影剂过敏,患者自身合并慢性阻塞性肺疾病,化疗前预处理等情况使用激素时,即便其激素的剂量在 10 mg 以上其实也不会影响免疫治疗的疗效。

Q: 什么是粒细胞缺乏性发热?

粒细胞指的是中性粒细胞,能够帮助我们抵抗病原菌和其他一些"敌人"的攻击。粒细胞缺乏指的是您做的血常规检查中,"中性粒细胞绝对值"这一项数值 $< 0.5 \times 10^9$/L;而严重中性粒细胞缺乏指的是该项数值 $< 0.1 \times 10^9$/L。粒细胞发热最常见于造血系统恶性肿瘤患者和实体肿瘤患者进行化疗之后,免疫功能此时十分低下,被病原体入侵之后机体没有办法再动员出足够的"部队"抵抗外敌入侵。临床表现不典型,感染部位不明显或难以发现,病原菌培养阳性率低,此时发热可能是感染的征象。考虑到此时病情严重,建议及时就医,尽早经验性应用抗菌药物治疗。

Q: 什么是升白针？为什么有的肺癌患者化疗期间需要打升白针？

升白针，顾名思义，是指"升高白细胞数量的针剂"。我们常用的升白针，学名叫作"重组人粒细胞集落刺激因子"，它能够刺激骨髓的造血细胞制造白细胞。白细胞是我们身体中的"防卫部队"和"警察"，能够抵御外敌入侵（各种病原体等），发现并清除身体内部的异常细胞。因此，白细胞在机体的免疫功能中发挥着重要作用，维持白细胞数量在一个合理的范围内是身体健康的重要条件。对于需要化疗的患者来说，一方面化疗药物会抑制或者杀死癌细胞，是肺癌治疗必不可少的重要手段之一，能够帮助患者消灭"敌人"；另一方面，化疗药物也会抑制患者自身的白细胞"制造工厂"——骨髓造血细胞，造成白细胞数量减少。"防卫部队"和"警察"的缺少，会使得身体的免疫能力下降，容易造成严重的感染。特别是合并基础疾病（如心脏病、糖尿病、肾病等）的患者，有过多次放化疗病史、骨髓代偿能力差的患者，以及应用高强度化疗方案的患者，他们往往对化疗的耐受力较差，感染风险高，需要打升白针进行自我保护。

▶ ▶ ▶ 第四章

肺癌的康复与监测

Q: 肺癌患者有哪些忌口？

对于肺癌患者，忌口应根据病情、病性和不同患者的个体特点来决定，不提倡过多的忌口。一般患者需限制或禁忌的食物有油炸、烟熏烧烤、辛辣刺激、油腻生硬的食物等。尤其对于处于肿瘤治疗期的患者，这些食物的摄入会加重胃肠道负担，引起腹泻、恶心呕吐等不良反应。此外肺癌患者应当戒烟戒酒，烟酒是明确的致癌物质，过度吸烟会导致患癌概率大幅度提升，导致癌细胞发展、转移的速度增快，导致生存期缩短。

Q: 吃滋补食品或药品会加速肺癌扩散吗？

欧洲营养协会发布的肿瘤患者营养治疗指南明确指出，目前没有任何证据表明充足的营养摄入能促进肿瘤的生长。相反肺癌是一种消耗性疾病，部分肺癌患者可出现体重下降、营养不良等状况，可以适当食用滋补食品或药品改善患者营养和全身状况。但是，吃滋补食品或药品最好适量并提前咨询医生，且对于一些合并有基础疾病例如高血压、糖尿病、冠心病等的患者，应注意选择合适的滋补食品或药品。

Q: 肺癌患者可以做哪些运动？

肺癌患者运动类型的选择主要取决于自身的身体状况和疾病的进展程度。对于早期肺癌患者，术后若身体状况恢复良好，运动类型的选择可由低强度运动例如慢走，循序渐进逐步过渡到中高强度运动；对于中晚期肺癌患者，因肺癌已经有淋巴结或其他器官的转移，疾病及治疗可导致患者身体状况下降，因此这类患者不宜进行剧烈活动。部分肺癌患者会出现困乏无力、食欲不振，甚至厌食、体重下降的情况，从而导致不愿活动，但应鼓励肺癌患者进行适当运动，合理运动可以增强患者体力，提高患者免疫力。

Q: 肺癌患者可以继续工作吗？

重返工作能够分散对肺癌本身的关注，并逐渐建立起以往正常的生活秩序。但重新工作后一定要将健康放在首位，依据身体状况和疾病进展量力而行。对于早期肺癌患者，若术后身体状况恢复良好，可早期回归社会角色继续工作。对于部分因中晚期肺癌治疗后身体状况下降明显患者，不宜参加重体力工作，应适量参加轻体力工作或以休息疗养为主。

Q: 肺癌术后在家里如何正确地进行康复训练？

部分肺癌术后患者会出现活动后气短等肺功能下降表现，因此进行呼吸功能的锻炼非常重要。最简单的锻炼方法就是进行有效的咳嗽，其可使得肺部小支气管及末梢中的痰液排出，促进肺部复张及恢复患者肺功能。如果家里有气球，吹气球也是一种不错的锻炼方法。另外，在身体状况允许且不加重呼吸困难及不引起疲劳情况下，循序渐进地进行有氧运动如跑步、爬山、游泳等活动，能够帮助身体及肺功能恢复。此外，部分肺癌患者还存在术后的焦虑、恐惧等心理问题，因此家人还应该多多关注患者情绪状况，帮助患者摆脱不良的心理状态，实现心理康复。

Q: 肺癌术后多长时间可以坐飞机？

有些肺癌术后的患者担心坐飞机会增加如气胸、深静脉血栓等并发症，但美国梅奥诊所的一项研究表明，肺癌术后乘坐飞机跟地面出行方式相比，并未增加任何术后并发症的发生风险。因此对于肺癌术后已经拔除胸管的患者来说，乘坐飞机出行是安全的。我们建议只要您出院时经医生确认肺复张良好，无明显喘憋情况是可以乘坐飞机的，但要注意避免乘机过程中奔波劳累。

Q: 肺癌术后需要复查哪些项目？

肺癌术后患者的复查，主要包括必要的体格检查以及影像学检查如胸部 CT（根据情况决定是否做增强扫描）。前 3 年每隔 3～6 个月复查 1 次，而到了第 4 年以后如果没有病情变化的话，每年复查 1 次即可。术后 5 年以上的患者，可以做低剂量非增强胸部 CT 进行复查，既达到复查目的，也能够减少辐射量。我们希望患者每次复查时，能够如实描述自己的情况，认真听取医生的建议，按照约定时间进行复查，这样才能及时发现问题、及时解决，更能让您放心。

Q: 什么是呼吸功能锻炼？有什么作用？

呼吸功能锻炼，是以进行有效的呼吸，增强呼吸肌，特别是膈肌的肌力和耐力为主要原则，以减轻呼吸困难、提高机体活动能力，预防呼吸肌疲劳、防治呼吸衰竭及提高患者生活质量为目的的治疗方法。肺部手术会影响患者肺功能，患者术后可能出现胸闷、咳嗽、呼吸困难等症状，从而影响生活质量。术前呼吸功能锻炼有助于提高患者肺功能和手术的耐受力。对于大部分肺癌患者而言，进行适度呼吸功能锻炼能够提高患者肺功能，进而有效改善患者的生活质量。肺癌术后有效的呼吸功能锻炼还可使肺部充分扩张，防止肺萎缩，恢复肺活量，防止胸膜粘连，预防术后肺感染。综合呼吸功能锻炼包括深呼吸、有效的咳嗽、缩唇呼吸法、腹式呼吸、全身呼吸运动、抗阻力呼吸锻炼等多种方法，需结合手术情况及患者耐受情况逐步进行，量力而行。

参考文献

［1］周谦君. 厨房油烟与肺癌. 科学生活, 2021, (7):48–49.

［2］JIA P L, ZHANG C, YU JJ, et al. The risk of lung cancer among cooking adults: a meta–analysis of 23 observational studies. J Cancer Res Clin Oncol, 2018,144(2):229–240.

［3］LEE T, GANY F. Cooking oil fumes and lung cancer: a review of the literature in the context of the U.S. population. J Immigr Minor Health, 2013, 15(3):646–652.

［4］MCWILLIAMS A, TAMMEMAGI M C, MAYO J R, et al. Probability of cancer in pulmonary nodules detected on first screening CT. New England Journal of Medicine, 2013, 369(10):910–919.

［5］野守裕明，冈田守人. 肺癌解剖性肺段切除图谱. 1版. 葛棣，译. 天津：天津出版传媒集团，2017.

［6］MOSHINSKY J A, FANZCA E T. Malignant hyperthermia during sleeve lobectomy for resection of a proximal endobronchial tumor. Journal of Cardiothoracic and Vascular Anesthesia, 2019, 33(11):3095–3100.

［7］Lung Resection. https://my.clevelandclinic.org/health/treatments/21868–lung–resection.

［8］AGRAWAL A, GHORI U, CHADDHA U, et al. Combined EBUS–IFB and EBUS–TBNA vs EBUS–TBNA alone for intrathoracic adenopathy: a meta–analysis. The Annals of Thoracic Surgery, 2022，114(1): 340–348.

[9]Travis W D, BRAMBILLA E, NICHOLSON AG, et al. The 2015 World Health Organization classification of lung tumors impact of genetic, clinical and radiologic advances since the 2004 classification. Journal of Thoracic Oncology, 2015, 10(9): 1243-1260.